起搏器与临床心电生理 200 问

主编：吴立群　潘文麒　凌天佑
编者（按姓名汉语拼音排序）

　　陈　颖　陈　康　胡文瑛

　　凌天佑　刘　磊　罗庆志

　　潘文麒　吴立群　严鹏勇

　　张　凝　张献玲　周　果

北京大学医学出版社

QIBOQI YU LINCHUANG XINDIANSHENGLI 200 WEN

图书在版编目（CIP）数据

起搏器与临床心电生理 200 问/吴立群，潘文麒，凌天佑主编. —北京：北京大学医学出版社，2015.9

ISBN 978-7-5659-1208-5

Ⅰ. ①起… Ⅱ. ①吴…②潘…③凌… Ⅲ. ①心脏起搏器—问题解答②心脏—电生理学—问题解答 Ⅳ. ①R318.11-44②R331.3-44

中国版本图书馆 CIP 数据核字（2015）第 184750 号

起搏器与临床心电生理 200 问

主　　编：吴立群　潘文麒　凌天佑
出版发行：北京大学医学出版社
地　　址：（100191）北京市海淀区学院路 38 号　北京大学医学部院内
电　　话：发行部 010-82802230；图书邮购 010-82802495
网　　址：http://www.pumpress.com.cn
E - mail：booksale@bjmu.edu.cn
印　　刷：北京佳信达欣艺术印刷有限公司
经　　销：新华书店
责任编辑：高　瑾　责任校对：金彤文　责任印制：李　啸
开　　本：889mm×1194mm　1/32　印张：5.75　字数：128 千字
版　　次：2015 年 8 月第 1 版　2015 年 8 月第 1 次印刷
书　　号：ISBN 978-7-5659-1208-5
定　　价：23.00 元

前言

Qianyan

随着社会人群的逐步老龄化，心血管疾病的发病率也逐年攀升，其中心律失常已成为近年来人类主要的死亡原因之一。

起搏与心电生理是心律失常诊治的重要方法。本书以问答的形式，阐述了心律失常的介入诊治简史、原理、适应人群、手术过程及术后注意事项。本书内容简明扼要，使基层医生、心血管内科中非心脏电生理专业的医生、其他专业的医生以及普通读者能够了解心律失常介入治疗的目的、适宜人群，使需要治疗的患者得到及时合理的治疗，明确手术后可能遇到的问题，并指导手术后的日常生活。

在此，我们要感谢北京大学医学出版社的编辑，感谢参与本书编写的全体人员，由于大家的共同努力，使本书的出版成为可能，由于时间和作者水平的关系，不当甚至谬误之处在所难免，恳请读者发现后及时指正并予以谅解。

编者
2015.6

目 录

Mulu

第一部分　起搏器百问

第二部分　临床心电生理百问

第一部分　起搏器百问

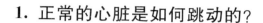

1. 正常的心脏是如何跳动的?

心脏的主要功能是泵血以维持周身血液循环。为了能使心脏高效地泵血，心脏需要以协调的方式收缩和舒张，其过程涉及两种类型的生理活动，其一是心肌的兴奋，其二是心肌的收缩。前者引发后者，称为兴奋-收缩耦联。心肌的兴奋是电学活动，包括细胞膜的除极-复极周期性规律，形成心电周期。心肌的收缩是机械活动，包括肌纤维的收缩-舒张周期性规律，形成心动周期。心脏在正常情况下，以一定的频率，发生有规律的搏动。促成心搏的冲动起源于窦房结，一旦窦房结发放冲动便立即激动窦房结以外的其他心房组织，并以一定的顺序和速度，经结间束，房室结，希氏束，左、右束支及浦肯野纤维，最终抵达心室并使之激动，形成一次心搏，如此周而复始，为正常窦性节律。

2. 什么是心脏起搏器系统?

心脏起搏器系统包括脉冲发生器（即起搏器本身）和电极导线两大组成部分。① 脉冲发生器是由密封在钛金属外壳内的电池和电路组成的。电池为起搏器提供能源，目前多采用体积小且密封的锂电池。随着电池质量和电路技术的不断改进，目前脉冲发生器的寿命也相对延长，一般可以使用 6 年以上。而由各种电子元件组成的电路是微型的中央处理器，采用整体集成电路技术，可将电池能源转换成电脉冲，从而刺激心脏跳动。② 起搏器电极导线，是连接起搏器的细而绝缘的特殊导电线，将电脉冲由起搏器传到心脏，同样也将心脏自身活动的信息反馈给起搏器。

3. 为什么会出现心律失常？

许多疾病和因素会影响心脏节律，从而引起心律失常：

（1）生理性因素

如运动、情绪激动、进食、体位变化、睡眠、吸烟、饮酒或咖啡、冷热刺激等。

（2）病理性因素

1）心血管疾病：包括各种功能性或器质性心血管疾病。

2）内分泌疾病：如甲状腺功能亢进症或减退症、垂体功能减退症、嗜铬细胞瘤等。

3）代谢异常：如发热、低血糖、恶病质等。

4）药物影响：如洋地黄类、拟交感或副交感神经药物、交感或副交感神经阻滞剂、各种抗心律失常药物、扩张血管药物、抗精神病药物等。

5）毒物或药物中毒：如重金属（铅、汞）中毒、食物中毒、阿霉素中毒等。

6）电解质紊乱：如低血钾、高血钾、低血镁等。

7）麻醉手术或心导管检查。

8）物理因素：如电击、淹溺、冷冻、中暑等。

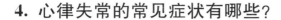

4. 心律失常的常见症状有哪些?

心律失常多见于各种原因引起的心脏病患者,少数类型也可见于无器质性心脏病的正常人。其临床症状轻重不一,轻者可无任何不适,偶于体检时被发现,严重的可以危及患者生命。症状可以表现为一种突然发生的规律或不规律的心悸、胸痛、心前区不适感、憋闷、气急、呼吸短促、手足发凉、眩晕、疲劳、活动耐量降低、黑矇、晕厥、抽搐、神志不清,甚至猝死等。

5. 什么是心律失常? 心律失常的分类有哪些?

心律失常指心律起源部位、频率与节律以及冲动传导等任何一项的异常。心律失常既包括节律的异常又包括频率的异常。

心律失常按其发生的原理可以分为冲动起源异常和冲动传导异常两大类。

(1)冲动起源异常

1)窦房结心律失常:① 窦性心动过速;② 窦性心动过缓;③ 窦性心律不齐;④ 窦性停搏。

2)异位心律

被动性异位心律:① 逸搏(房性、房室交界性、室性);② 逸搏心律(房性、房室交界性、室性)。

主动性异位心律:① 期前收缩(房性、房室交界性、室性);② 阵发性心动过速(室上性、室性);③ 心房扑动、心房颤动；④ 心室扑动、心室颤动。

（2）冲动传导异常

1）生理性：干扰及房室分离。

2）心脏传导阻滞：① 窦房传导阻滞；② 心房内传导阻滞；③ 房室传导阻滞；④ 心室内传导阻滞（左、右束支及左束支分支传导阻滞）。

3）房室间传导途径异常：预激综合征。

（3）冲动起源异常与冲动传导异常并存：异位心律伴传出阻滞、反复心律、并行心律。

（4）人工心脏起搏参与的心律

心律失常种类繁多，根据其临床特点、心电图表现及电生理机制等各方面的不同表现，分类方法也不止一种。临床上，心律失常还常按其发作时心率的快慢分为快速性心律失常和缓慢性心律失常两大类。

6. 心脏起搏器（脉冲发生器）的发展简史是怎样的？

1932 年美国的胸外科医生 Hyman 发明了第一台由发条驱动的电脉冲发生器，借助两支引导针穿刺心房可使停跳的心脏复跳，他命名为人工心脏起搏器（artificial pacemaker），从而开创了用人工心脏起搏器治疗心律失常的伟大时代。

起搏器真正用于临床是在 1952 年。美国医生 Zoll 用体外起搏器，经过胸腔刺激心脏进行人工起搏，抢救了两名濒临死亡的心脏传导阻滞患者，从而推动了起搏器在临床的应用和发展。1958 年瑞典 Elmgrist、1960 年美国

Greatbatch 分别发明并在临床应用了植入式心脏起搏器。从此起搏器进入了植入式人工心脏起搏器的时代，朝着长寿命、高可靠性、轻量化、小型化和功能完善的方向发展。

　　早期的起搏器是固有频率型（或非同步型），只能抢救和治疗永久性房室传导阻滞、病态窦房结综合征等病症，对间歇性心动过缓不适用，不能与患者自身心律同步，会发生竞争心律而导致更严重的心律失常。为此，20世纪 60 年代中期先后出现了同步型起搏器，其中心房同步触发型（VAT 型）起搏器是专门用于房室传导阻滞，而心室按需型（VVI）起搏器是目前国内外最常用的心脏起搏器。为了使心脏起搏器与心脏自身的起搏功能相接近，20 世纪 70 年代又相继出现了更符合房室顺序起搏的双腔起搏器（DVI）和能治疗各种心动过缓的全能型起搏器（DDD）。至此，起搏器的基本治疗功能已开发完全。

　　到了 20 世纪 80 年代，起搏器除有了轻量化、小型化的改进外，还出现了程控和遥测的功能。利用体外程控器（programmer）可对植入体内的起搏器进行起搏模式、频率、幅度、脉宽、感知灵敏度、不应期、心房-心室延迟等参数的程控调节；还可对起搏器的工作状态进行监测，将工作参数、电池消耗、心肌阻抗、患者资料乃至心腔内心电图，由起搏器发送至体外程控器中的遥测接收器进行显示。20 世纪 90 年代，起搏器又在抗心动过速和发展更适应人体活动生理变化方面取得了进展，出现了抗心动过速起搏和频率自适应起搏器（DDDR），使人工心脏起搏器成为对付致命性心律失常的有效武器；此外，双心室同步三腔起搏器，又称心脏再同步治疗（cardiac resynchronization therapy，CRT），以及具有除颤功能的起搏器成为心力衰竭治疗的一个重要方法。近期，无导线起搏器和磁共振耐受的起搏也逐渐在临床开展应用，为患者的治疗提供了更多的选择。

7. 起搏电极导线的类型和发展简史是怎样的？

植入式心脏起搏导线又称起搏电极，它的作用是将脉冲发生器的电脉冲传到心肌，并将心脏激动的电信号回传至起搏器的感知放大器，起搏系统即通过导线完成起搏和感知功能。1958 年，人们开始采用心内膜导线植入技术。早期的心内膜导线形状单一，呈圆柱形，面积较大，直径较粗，且寿命短。20 世纪 60 年代，导线的头部面积约为 100 mm^2，20 世纪 70 年代中期缩小至 $25\sim50\,mm^2$，而现在已缩小至 $6\sim12\,mm^2$，阻抗 $500\sim1000\,\Omega$，随着导线头面积减小，局部电流密度明显增加，起搏阈值降低，起搏器寿命延长。近十多年来，起搏导线的研究和设计有了诸多改进，如改进形状、缩小起搏面积、设计多孔和微孔的导线表面，以及选用高惰性材料，如铂、碳等制造导线。此外分型镀覆导线和激素释放导线，在很大程度上降低了起搏电能的消耗。

根据导线的形状和特定起搏部位分为楔形、翼状、叉状导线，"J"形心耳导线，螺旋导线，"J"形心室流出道导线，冠状静脉窦导线；根据导线结构可分为单极、双极和多极导线；根据固定方式分为主动和被动导线；根据绝缘材料分为聚氨酯、硅胶、聚乙烯和碳化硅胶导线；根据药物释放与否分为激素和非激素类导线。

8. 心脏起搏器的类型有哪些？

永久性心脏起搏器的种类可分为：

（1）频率固定型起搏器（AOO、VOO）：只有起搏功能，而无感知功能，现在临床上已不再使用。

（2）按需型起搏器（SSI、AAI、VVI）：具有心房（AAI）或心室（VVI）感知功能（根据导线植入心腔的位置），为单腔起搏器。

（3）全自动型起搏器（DDD起搏器）：同时具有心房和心室的感知和起搏功能，能较好地模拟生理性起搏，为双腔起搏器。其中根据不同的工作模式，又可分为以下类型：

1）房室顺序起搏器（DVI）：无心房感知功能，保证房室顺序起搏，主要用于快速房性心律失常时不跟踪心房高频事件。

2）DDI起搏器：作用机制类似DVI，但优于DVI，具有心房心室感知功能。当心房感知到过快的心房高频事件时，抑制心室脉冲发放，并以低限频率起搏心室（如自身心室频率低于起搏器设置的低限频率）。

3）VAT起搏器：心房只有感知功能，心室只有起搏功能，可用于窦房结功能良好而房室传导阻滞的患者，不宜用于快速房性或室性心律失常患者。

4）心房同步心室按需型起搏器（VDD）：在VAT基础上增加了心室感知功能，能避免室性快速性心律失常而引发的自身与起搏器竞争心律。

目前 DVI、DDI、VAT、VDD 以及 AAI、VVI、

AOO、VOO 等起搏模式均整合于 DDD 起搏器中，临床上除 AAI、VVI 外基本不单独用于治疗，因为 DDD 起搏器包含上述的所有功能和工作模式，医生可以根据患者的具体情况来改变 DDD 起搏器中的设置参数，采用合适的起搏模式，来满足不同患者的需要。

根据不同的起搏部位，还可以分为三腔（双心房单心室或右心房双心室）或四腔起搏器（双心房双心室）。近年来，临床上多采用双心室（三腔起搏）来治疗慢性心力衰竭。

此外，在上述基本起搏器种类的基础上，根据有无频率适应功能可分为频率应答和非频率应答起搏器，可以是单腔的（SSIR、AAIR、VVIR）、双腔的（DDDR）和三腔的起搏器。频率应答功能属于高级功能，作用原理是起搏器整合了特殊传感器功能，能感受呼吸、氧饱和度、血温、身体活动量、QT 间期等变化，通过特殊的算法，触发起搏器调整起搏频率，目的是让起搏的频率能适应人体（活动）的需要。这一功能是自动程序化的，因而对于自身心率调节障碍的患者有重要的作用（如病态窦房结综合征、心房颤动慢心室率的患者）。

9. 心脏起搏器是如何进行分类编码的？

北美起搏和电生理学会（NASPE）与英国起搏和电生理组织（BPEG）以表 1-1 为识别编码。一般情况下使用前三个识别码识别起搏器的起搏腔室、感知腔室和对感知（P 波、R 波或两者）的响应模式。供选择的第四个位置代表两种不同功能之一：程控能力或频率自适应起搏。P 代表一种或两种简单的程控功能；M 代表多种功能程控，它包括模式、不应期、感知灵敏度和脉宽；C代表遥测；R表明信息传递或通过一个或多个生理学变量的测量进行自适应起搏频率控制。第五位表示特殊的抗快速性心律失常特点：P代表抗快速性心律失常起搏；S表示心律转复或电除颤；D表示双重功能（起搏和电除颤）。在所有位置里，O指类属或功能都没有提供。

表 1-1　NASPE/BPEG 起搏器标识码

位	第一个字母	第二个字母	第三个字母	第四个字母	第五个字母
分类	起搏腔室	感知腔室	响应模式	程控频率应答遥测功能	抗心动过速及除颤功能
字母	V＝心室 A＝心房 D＝双腔 S＝单腔	V＝心室 A＝心房 O＝无 D＝双腔 S＝单腔	I＝抑制 T＝触发 O＝无 D＝双	P＝简单编程 M＝多功能程控 C＝遥测 R＝频率应答	O＝无 P＝抗心动过速起搏 S＝电转复 D＝P＋S

10. 起搏器电池的构成是怎样的？

起搏器对电池的要求：寿命长，体积小，要有足够的开放电压，易于密封，安全可靠，电池构型要有一定的可塑性，电池自身放电应当极小，能量耗尽时应能预测，变换电压应准确可靠。起搏器电池的能源大致可分为 3 大类，即化学电池、核素电池和生物能源电池。化学电池是最早使用且目前仍是最普遍采用的电池，其中至今最为理想的是锂电池。目前用于临床的起搏器能源几乎均为锂碘-聚乙烯吡啶（PVP）电池，其阳极是金属锂，阴极是碘或碘与聚乙烯吡啶（PVP）的混合材料。放电过程生成碘化锂电解质。随着电池的放电，电解质就地生成的厚度逐渐增加，同时引起电池内阻抗逐渐增加，使得输出电压下降，成为电池使用结束的指征。锂碘电池在温度 37℃ 时的开路电压是 2.8 V，目前已实现可连续使用 10 年，且自耗电很低，每年约 1%。

11. 哪些患者需要植入起搏器？

植入心脏起搏器的适应证主要是症状性心动过缓（即由于心动过缓导致心排血量下降，并使重要脏器及组织特别是大脑供血不足而产生的一系列症状）。目前随着起搏技术的不断提高以及对心律失常等疾病机制认识的加深，心脏起搏治疗的适应证也在不断扩大，除了对明确的病态窦房结综合征和房室传导阻滞的患者需要植入心脏起搏器外，起搏器还可以用来治疗一些非心动过缓的患者，如充血性心力衰竭、肥厚型/扩张型心肌病、颈动脉窦过敏和迷走血管性晕厥综合征等；还可用于预防和治疗阵发性房性快速性心律失常、阵发性心房颤动、室性心动过速（室速）等。当然对于患者是否需要植入起搏器，除了患者的心脏基础疾病外，其一般情况、其他合并的疾病、经济状况以及患者的心理状况等均需要加以综合考虑、评估。

12. 如何选择合适的起搏模式？

对于具体患者选择何种起搏模式，应充分考虑患者的病情以及病情的发展。另外，尚需结合考虑患者的年龄、一般情况、合并疾病及经济状况等。常用原则如下：① 如患者存在慢性持续性心房颤动或存在心房静止，选择 VVI（R）。② 窦房结功能不全的患者如无房室传导阻滞（AVB）或预测近期 AVB 发生的概率很低，可选择 AAI（R），否则应选择 DDD（R）。③ 房室传导阻滞的患者：如存在持续性房性快速性心律失常，选择 VVI（R）；如存在病态窦房结综合征（SSS），则选择 DDD（R）；窦房结功能正常或预期发生窦房结功能不全的概率很低，可选择 VDD 或 DDD。R 功能可用于存在窦房结变时功能不全或慢室率心房颤动（房颤）的患者。当然在无变时功能障碍的患者也可以选择带 R 功能的起搏器以备将来需要时打开该功能。在上述选择过程中，为了最大限度地改善患者的生活质量，避免不良的起搏血流动力学，应首先选择生理性起搏。目前，生理性起搏主要有：① 双腔起搏器（DDD），② 心房起搏器（AAI），③ 频率适应性单腔起搏器（AAIR、VVIR），④ 频率适应性双腔起搏器（DDDR、VDDR），⑤ 带有最小化右心室起搏功能（AAI 与 DDD 之间模式互换，或 AV 自动搜索）的双腔起搏器或三腔起搏器。

13. 什么是单腔起搏器？其是如何工作的？

　　起搏器的结构由脉冲发生器和电极导线两部分组成。它在心脏中对患者每一时刻心脏的工作情况进行监测，如发现有心跳过缓，就立刻起搏心脏，保障患者的生命，维持正常的生活。

　　单腔起搏器只需要在一个心腔（右心室或右心房）内

放置一根导线，完成对患者心脏的检测和起搏作用。于右心室起搏的心室按需型起搏器（VVI）是目前最常用的一种单腔起搏治疗方式。无论是病态窦房结综合征还是房室传导阻滞的患者，只要心率慢，都可以使用VVI起搏器。此种起搏器不会因为出现自身心跳而引起节律竞争，也就是说一旦患者自身心率增快，超过起搏器设定的频率界限，起搏器便不再发生电脉冲刺激心室收缩，而让患者自身心律控制心脏搏动。如果患者自身心率减慢，低于起搏器设定的频率，则起搏器重新开始工作。以起搏器的起搏频率为60次/分为例，右心室或右心房的电极导线每1s检测患者的心脏在这1s内是否有跳动。如有，它将继续检测从刚才一跳以后的1s内是否有心跳；如果没有，则马上起搏心脏，使心脏跳动一次。之后从刚才一跳开始计时检测这之后的1s内是否有心跳，如此类推。

单腔起搏器价格便宜，手术操作也较简单，是最简单的心脏起搏器。但对于心室单腔起搏器来说，仅能达到使心脏跳动，功能简单，不符合生理要求。而放置导线在右心房起搏的心房按需型起搏器（AAI）符合生理要求，与正常窦性心律相似，可提高心排血量，改善心功能，但不能用于有房室传导阻滞和心房颤动的患者。

14. 什么是双腔起搏器？其是如何工作的？

双腔起搏器需要在心脏内放置两根导线，电极分别在右心房、右心室顺序检测右心房和右心室的心电活动。如在规定的时间内心房无跳动，则起搏心房，并从起搏心房时刻起检测心室，延迟一定的时间间隔后，如无心室的跳动，则右心室的电极起搏心室使它跳动。双腔起搏器可以提高心排血量，功能较全面，更符合生理要求，是一种生理性起搏模式。如 DDD 起搏器，对于病态窦房结综合征和房室传导阻滞的患者均可以使用此种起搏器，但对于慢性持久性心房颤动和心房不能应激的患者不能使用。

15. 什么是起搏器综合征？

起搏器综合征是指在植入心脏起搏器后，由于血流动力学及心脏电生理方面的异常而引起的一组心源性症状，如低心排血量引起的头昏、眩晕、黑矇、乏力、心悸、气促、低血压或直立性低血压，静脉压升高引起的气急、水肿，甚至出现心力衰竭、休克或晕厥等。体格检查可发现脉压波动、静脉压升高、肺部湿啰音，或在起搏器起搏时心前区可闻及反流性杂音等。发生起搏器综合征时，血流动力学发生明显障碍，可有心排血量下降＞30%，收缩压下降＞20～30 mmHg，右心房压力增高＞20 mmHg 等改变。其最常见于非生理性 VVI 型起搏（发生率为 7%～12%）。其发生机制为：心脏失去了心房辅助泵作用；心脏失去正常的房室收缩顺序；由于房室收缩不同步，心房收缩恰遇房室瓣关闭和室房逆行传导等原因，使心房内压力增高，刺激房内感受器，反射性引起周围血管扩张，导致血压下降等改变。值得注意的是，安装起搏器后，其血流动力学效应取决于患者心肌储备能力、设置心率、起搏部位、起搏器类型和神经体液改变等众多因素。另外，起搏器综合征还可以出现在：① AAIR 型起搏器，由于心房起搏频率过快而导致的 PR 过度延长；② DDD 型起搏器，由于房室间期设置不当（房室间期设置过长或过短），或心房失夺获后引发的室房逆传；③ VDD 起搏器，由于窦性心率低于起搏器低限频率设置等，而造成的房室失同步，均可引起起搏器综合征。

16. 什么是起搏器介导性心动过速及其处理方法？

起搏器介导性心动过速（PMT）是由起搏器诱发和维持的心动过速，多发生于植入双腔起搏器的患者。心动过速发生时，心房激动沿起搏器正向顺传，激动右心室心尖部及整个心室，并沿自身房室结逆传激动心房，引起逆行 P'波，逆行 P'波再经起搏器顺传激动心室，周而复始形成起搏器介导并参与的折返性心动过速。常由室性期前收缩（早搏）逆传入心房所诱发，亦可由房性早搏所致，或由心房过度感知引起。发生该形式的 PMT 需存在室房逆传且室房逆传时间超过心室起搏后心房不应期。心电图特点是起搏的 QRS 波后有逆行 P'波，PR 间期等于所程控的房室延迟，心动过速频率等于或接近起搏器最大跟踪频率。治疗主要是通过程控延长心室后心房不应期（PVARP），使逆传的心房 P'波落入延长后的 PVARP 间期内，而不被心房感知器感知，更不能经起搏器下传，因而有效地避免或预防该室性期前收缩诱发起搏器介导性心动过速。也可以通过降低心房感知敏感度、程控起搏器到非心房跟踪方式如 DVI、VVI 等来解决。简单地放置一块磁铁或行胸壁刺激也可以终止 PMT。

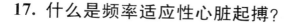

17. 什么是频率适应性心脏起搏？

频率适应性起搏（rate adaptive pacing）是生理性起搏的一种方式，起搏器通过起搏系统所匹配的传感器感知躯体运动或代谢的变化，即某项物理、生理或生化指标变化后产生一种信号，并经起搏器内特殊装置，将上述信号转变为起搏频率，以满足患者在不同状态下的心排血量的需要，从而提高心脏变时功能不全患者的活动耐量和生活质量。它与普通起搏器的区别在于其有一个频率适应性起搏系统，这个系统包括传感器和算式。传感器的功能是感知人体活动后的一些参数的变化并把它转化成信号传送给起搏器；算式是把这些信号转化成合适的起搏心率的程序。精良的传感器和巧妙的算式都可以使频率适应性起搏心率与患者代谢需要相匹配。目前应用的频率适应性起搏器的传感器有体动感知器、每分通气量感知器、QT 间期感知器以及心肌阻抗传感器等。体动传感器是指通过检测身体活动并根据活动的程度增加起搏频率，分为压电晶体传感器和加速度传感器，其优点为反应速度快，缺点为对非运动性代谢的增加反应不敏感。每分通气量传感器则是通过测量经胸阻抗的数值来推测呼吸频率和潮气量的变化，即运动引起呼吸加快，从而引起经胸阻抗的变化，被传感器感知后传至起搏器，增加起搏频率，优点为频率适应性起搏频率的增减与活动量的相关性好，但其反应速度比较慢。QT 间期传感器是根据人体活动或情绪变化时，QT 间期也会相应缩短或延长这一生理特点制成的，其优点为起搏频率的改变与代谢活动的相关性比较好，长期使用比较稳定，但受药物、心肌缺血、电解质紊乱的干扰影响大。心肌阻抗传感器，是利用运动、情绪变化或思维活动时，交感神经兴奋、心肌收缩力增强的原理研制而成的，优点是能更符合生理需要。目前，临床上常联合使用两种传感器，如体动感知器＋每分通气量传感器，或体动传感器＋QT 间期传感器等，来使起搏器的频率变化在反应速度和反应程度上能更符合正常的人体生理变化。

18. 什么是生理性起搏？起搏器是如何做到生理性起搏的？

生理性起搏的概念不断得到新的诠释，即以最适当的起搏模式、最合理的起搏参数设置、最理想的起搏部位来最大限度地保持心脏房室之间，左右心房之间，左右心室之间，左心室内各节段间的收缩同步化和提供机体需要的心率支持。对植入 DDD 型起搏器患者，可通过对起搏器的程控达到增加患者自身窦房结或心房起搏的工作时间、减少心室起搏的目的。如：① 将 DDD 起搏的房室延迟程控至大于自主 PR 间期或开启房室自动搜索（search AV 及 search AV＋）功能，以降低心室起搏比例。② 窦性心律优先：开启滞后及动态滞后功能，鼓励自身下传的自主心室电活动。③ 起搏模式的自动转换：依据自身心律，自动转换起搏模式，如起搏器的安全心房起搏模式（AAI safe R），通常以 AAI 模式工作，同时动态监测房室传导状态，在检测到房室传导阻滞后自动将起搏模式转换为 DDD，一旦自身房室传导功能恢复，自动恢复 AAI 模式工作，该功能可使右心室起搏比例明显降低。美敦力公司双腔起搏器中的心室起搏管理也具有类似的模式自动转换功能以减少心室起搏。另外对窦房结变时功能不良的患者可选择频率适应性起搏，起搏器根据生理需要随时自动调整起搏频率，满足静息和运动时的需要。目前正在通过不同心室起搏位点的选择（右心室心尖部、右心室流出道、右心室间隔部及左右双心室起搏）的研究，来进一步达到生理性起搏的目的。

19. 起搏器的植入过程是怎样进行的？

在常规消毒，局部麻醉下行锁骨下静脉穿刺或头静脉切开术，在透视下将电极导线经静脉送入右心房后，在植入心室电极导线时，先撤出直钢丝，再将前端有一定弯曲的弯钢丝插入电极导线，便于进入右心室。将其顶端抵住右心房外侧壁中下部，轻轻推送导线使其弯成"伞柄状"，在导线尾端适当旋转钢丝使电极顶端指向三尖瓣口，借助弹力即可跨越三尖瓣口进入右心室，再送入肺动脉。然后将电极导线缓慢退至右心室流出道下部，撤出弯钢丝时电极导线远端多可弹向右心室心尖部，再插入直钢丝，并轻轻向前推送导线使其电极顶端嵌入心尖部肌小梁内。透视下定位，并测试各种参数：后前位观察电极导线顶端应在脊柱左侧近心尖部的膈肌影内，且指向左前下方；左侧位则在胸骨后，膈肌缘上下并指向前下方。嵌入良好的电极导线头应随心室舒缩同步搏动。患者深呼吸、用力咳嗽和扭动身体，电极导线头部位置及参数无变化说明电极导线头部固定良好。在植入心房电极导线时，先将右心房电极导线在直钢丝的引导下到达右心房下部，拔出部分直钢丝，使导线前端呈"L"形并指向三尖瓣，然后再拔出指引直钢丝使电极导线恢复成"J"形，且刚好使电极导线头端嵌入右心耳。安置好导线后，嘱患者深吸气，在透视下可见导线头端向外张开，由"J"形变成"L"形，呼气时则由"L"形变成"J"形，然后测试导线参数。安置好心房和心室电极导线后，在胸前锁骨下分离皮下组织，做一皮下囊袋，再将电极导线同脉冲发生器连接，固定牢螺丝后埋藏于左上胸的皮下囊袋内；缝合切口，手术结束。

20. 起搏电极导线的进入途径及选择是怎样的？

植入永久起搏电极导线的途径有左右锁骨下静脉、头静脉、颈内静脉、颈外静脉及腋静脉。头静脉切开途径是传统的植入永久性心脏起搏器电极导线的途径，头静脉解剖位于胸大肌和三角肌形成的沟槽的黄色脂肪组织中，位置恒定，体表标志明确。其优点为并发症少，比较安全，位置较深且固定，导线不易因肢体活动牵拉而脱位。其缺点为变异较大，部分患者血管较细、畸形、严重扭曲、狭窄或缺如，再加上位置较深，手术难度、组织损伤较大，出血较多。因此与锁骨下静脉途径相比，费时、成功率降低。随着撕脱式静脉导入鞘的应用，经锁骨下穿刺锁骨下静脉途径由于简单、快捷、局部损伤小，已普遍用于永久性起搏电极导线的植入。然而，由于其技术要求高，气胸、血胸、锁骨下动脉损伤等并发症时有发生，此外，还存在导线在狭窄的锁骨和第一肋骨间隙穿过受挤压，出现锁骨下静脉挤压综合征，严重者可造成导线断裂等情况，头静脉植入途径仍是部分医师的首选。近年来腋静脉途径被认为是防止锁骨下压迫，避免挤压综合征现象的理想入路。经皮腋静脉穿刺入路的技术是对标准锁骨下静脉穿刺技术的改良，目前在国内并未得到广泛应用。颈内静脉途径，是目前常用的备用静脉途径，其位于胸锁乳突肌胸骨头和锁骨头之间的三角内，颈总动脉的外侧。颈内静脉穿刺成功率高，与锁骨下静脉穿刺相比严重并发症发生率较低，但其所需的皮下隧道较长，出现与导管相关的并发症较多。当常规静脉入路不成功或不可行时，其他静脉植入途径如颈外静脉、髂静脉等，虽然临床很少使用，但均可作为电极的后备静脉入路。

21. 起搏导线植入后需进行哪些参数的测试和设置？

　　术中将起搏导线固定好后，需测定导线的起搏参数。将导线的头端负极通过连接线连接于起搏分析仪的负极，起搏分析仪的正极通过连接线夹住皮下组织或电极导线的阳极。测试起搏输出阈值时，起搏频率应超过自身心率 10 次/分，测定心室导线参数时，应预先设置脉宽 0.5 ms，感知 2.8 mV，当测得心室阈电压≤1.0 V，阈电流≤2.0 mA，阻抗在 300～1500 Ω，R 波振幅≥5.0 mV 时，则符合心室导线植入要求。测试心房导线参数时，应预先设置脉宽 0.5 ms，感知 0.5 mV，当测得心房阈电压≤1.5 V，阈电流≤3.0 mA，阻抗在 300～1500 Ω，P 波振幅≥2.0 mV 时，则符合心房导线的植入要求。另外也需记录心腔内心电图，心室导线腔内图呈 rS、RS 形伴 ST

段明显抬高，一般 ST 段抬高 2～3 mV，T 波直立，则表示电极头嵌入深度最佳。心房腔内图呈 PR 段明显抬高。ST 段或 PR 段明显抬高提示电极和心内膜紧密接触。如 ST 段抬高＞10 mV，提示导线张力过大，电极顶端顶得过紧，日后有发生心肌穿孔的可能；如 ST 段不抬高，或仅 T 波倒置，提示电极接触不良。PR 段变化意义同 ST 段。

22. 什么是 VOO 起搏模式？在什么情况下可使用 VOO 起搏模式？

VOO 起搏又称为"固定频率"或非同步起搏，心室有起搏而无感知功能。心电图表现为起搏脉冲按固定频率发放，自身心电活动包括心房波和心室波对其均无影响，钉状刺激信号后可跟随宽大畸形的 QRS 波（即起搏夺获心室），当自身心率快于起搏频率时可能产生竞争。只有当竞争性脉冲落在自身心搏后的心室绝对不应期之外时，才能夺获心室；如竞争性脉冲落在自身心动的心室易损期，有可能引发快速室性心律失常而危及生命。VOO 模式现在已很少使用，仅在随访检查起搏功能时，在起搏器上放置磁铁进行起搏器测试时使用。因外科电刀术可能引起起搏器按需工作的抑制，手术前可将起搏器程控为 VOO 模式，此外还应避免电刀与起搏器或电极的直接接触，要使用时间短、有间歇、不规则脉冲，使用尽可能小的能量及尽量使用双极电刀系统。另外碎石术、射频消融术等也可能对起搏器有干扰，术前也可将起搏器程控为 VOO 模式。

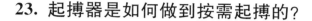

23. 起搏器是如何做到按需起搏的？

　　起搏器按规定的频率发放脉冲刺激心脏起搏，如果心脏有自身激动发生，即有自身 QRS 波或 P 波出现时，起搏器能够感知。这样自身激动的 QRS 波或 P 波抑制起搏器，使下一次脉冲不按原来周期发放，而是从自身激动的 QRS 波或 P 波开始重新安排周期，在自身 QRS 波或 P 波后规定的时间内（相当于起搏器规定频率的周期），若无自身心电活动发生，则起搏器发放脉冲，刺激心脏起搏，以此机制避免起搏器与自身心搏的心律竞争。也就是说，当患者自身心率超过起搏频率时，起搏器即被抑制，不发放脉冲。当自身心率低于一定数值时，起搏器才发放脉冲，使心脏起搏。这样既可避免发生竞争心律，又可节省起搏器的能源。本型应用最广，习惯上称为心脏按需起搏器，适用于各种类型的心室率缓慢的心律失常。

24. 分支或束支传导阻滞的患者中哪些需要植入起搏器？

　　在有束支传导阻滞或分支传导阻滞的患者中，仅对心电图表现为三分支传导阻滞和双束支传导阻滞的部分患者，如患者有完全性右束支传导阻滞＋左前分支传导阻滞（或左后分支传导阻滞）＋一度房室传导阻滞，或交替性左右束支传导阻滞，施行植入式起搏器治疗。心电图表现为三分支传导阻滞和双束支传导阻滞的患者中，大约有

2/3 的患者会进展到高度房室传导阻滞或完全性房室传导阻滞。有三分支传导阻滞和双束支传导阻滞心电图表现且伴有：① 严重二度房室传导阻滞或间歇性三度传导阻滞，或有二度Ⅱ型房室传导阻滞，或有交替性束支传导阻滞；② 伴有晕厥，没有房室传导阻滞证据，但可排除其他原因特别是室性心动过速所引起的情况；③ 电生理检查 HV 间期≥100 ms 的无症状患者，或电生理检查由心房起搏诱导的非生理性希氏（His）束下阻滞，建议植入永久性起搏器。

25. 心肌梗死患者是否需要植入起搏器？

急性心肌梗死伴房室传导阻滞的患者是否需要植入起搏器并不依赖于患者的症状，急性期的临时起搏治疗也不意味着患者需行植入式起搏治疗，而且这部分患者的预后也不完全依赖于是否行起搏治疗，而与患者的心肌损害程度和心室内传导系统的损害程度相关。对急性心肌梗死伴房室传导阻滞，且存在下列情况者需植入起搏器：① ST 段抬高型心肌梗死后持续存在希-浦系统内的持续性二度房室传导阻滞合并交替性束支传导阻滞或三度房室传导阻滞或希氏束系统内或以下的三度房室传导阻滞；② 房室结以下暂时性二度或三度房室传导阻滞合并束支传导阻滞，如果阻滞部位不清楚则应进行电生理检查；③ 持续性有症状的二度或三度房室传导阻滞，必须植入永久性起搏器；④ 房室结水平的持续性二度或三度房室传导阻滞，即使没有相关症状，也可以进行植入起搏器治疗。以下情况不应植入永久性起搏器：① 房室传导正常的一过性房室传导阻滞；② 孤立性左前分支传导阻滞伴有一过性房室传导阻滞；③ 新发现的束支传导阻滞或分支传导阻滞，没有房室传导阻滞证据；④ 无症状的持续性一度房室传导阻滞伴束支传导阻滞或分支传导阻滞。

26. 心脏移植后的患者是否需要植入起搏器?

心脏移植后的患者中大约有 $8\%\sim23\%$ 的患者需植入起搏器治疗，此类患者以病态窦房结病变多见，偶有猝死的报道。有部分移植中心为了加快移植患者的恢复，对心脏移植后心动过缓的患者均行起搏治疗，但观察发现其中 50% 的心动过缓患者能在 $6\sim12$ 个月内恢复心律。故对于心脏移植后的患者如持续存在不适当或有症状的心动过缓、且估计难以恢复的患者，以及具有其他Ⅰ类永久性起搏指征的患者，需植入起搏器治疗；在心脏移植术后恢复期之后出现的相对性心动过缓，如果持续时间长或者反复发作，而影响患者的康复或出院安排，可以考虑植入起搏器治疗；心脏移植以后发生晕厥，即使没有缓慢性心律失常的证据，也可以考虑植入起搏器治疗。

27. 先天性心脏病及其手术治疗后的患者中进行起搏器治疗的建议有哪些?

儿童、青少年（<19 岁）由于先天性心脏病或先天性心脏病手术后，造成的持续性窦性心动过缓、慢快综合

征、高度房室传导阻滞或三度房室传导阻滞，而需植入起搏治疗。儿童、青少年的起搏治疗指征与成年人相仿，但需考虑到先天性心脏病的患儿其心脏循环情况与正常不同，且患儿的心率与年龄相关。相关的起搏器Ⅰ类植入指征包括：① 二度至三度房室传导阻滞伴有症状的窦性心动过缓、心功能不全或低心排血量；② 窦房结功能不良的症状表现为与年龄不相称的心动过缓；③ 心脏手术后严重二度或三度房室传导阻滞，没有恢复希望或持续至少7天以上；④ 先天性三度房室传导阻滞，伴宽 QRS 波逸搏心律（包括室性逸搏心律或心功能异常）；⑤ 对婴儿先天性三度房室传导阻滞且心室率＜55 次/分或先天性心脏病三度房室传导阻滞且心室率＜70 次/分者，应植入永久性起搏器。起搏器Ⅱ类植入指征为：① 合并窦性心动过缓的先天性心脏病患者以预防房内折返性心动过速反复发作，窦房结功能不全可固有或继发于抗心律失常药物治疗；② 1 岁后的先天性三度房室传导阻滞（平均心率＜50 次/分，心室停搏时间超过基础心动周期的2～3倍，或有变时性功能不良相关的症状）；③ 复杂先天性心脏病合并窦性心动过缓，若平均静息心率＜40 次/分或心室停搏时间＞3 s；④ 先天性心脏病窦性心动过缓或房室失同步导致血流动力学异常；⑤ 先天性心脏病外科手术后不能解释的晕厥，有一过性完全性心脏阻滞并除外其他原因的晕厥，建议植入永久性起搏器；⑥ 术后发生过一过性三度房室传导阻滞继而恢复窦性节律但残留双分支传导阻滞的患者，可以考虑植入永久性起搏器；⑦ 罹患先天性三度房室传导阻滞但心室率可以接受、QRS 波窄、心室功能正常的无症状儿童或青少年，可以考虑植入永久性起搏器；⑧ 因先天性心脏病行双心室修复的无症状窦性心动过缓患者，如果静息心率低于 40 次/分或心室停搏超过 3 s，可以考虑植入永久性起搏器。

28. 什么是血管迷走性晕厥？

血管迷走性晕厥是一种最常见的神经介导性晕厥，后者占所有晕厥的 10%～40%。患者常有恶心、出汗等前驱症状，随后出现一过性意识丧失，主要表现为一过性心率减慢和（或）血压降低，使脑暂时供血不足，可导致受伤。通常疼痛、焦虑、紧张及长时间站立、处于繁闹环境等因素均可触发晕厥发作。多数患者均为交感神经反应异常（过强）。典型的血管迷走性晕厥不存在器质性心脏疾病，所以诊断时必须排除其他可能导致晕厥的原因，如左心室流出道梗阻、快速室性心律失常等，一般采用直立倾斜试验来诊断。根据患者的表现可分为心脏抑制型（晕厥伴心率缓慢）、血管抑制型（晕厥伴血压下降）和混合型（两者兼有）。

29. 起搏器能否治疗血管迷走性晕厥？

关于血管迷走性晕厥的起搏器治疗的作用尚有争议。约 25% 的患者是以血管抑制反应为主而无心动过缓，因此起搏治疗可能无效。但是对心脏抑制型或混合型患者，当直立倾斜试验明确后，应用起搏治疗可能有效防止心动过缓或心率骤减，从而避免或延迟晕厥的发生。所以一般应用带有特殊频率骤降反应功能的 DDD 起搏器来治疗。

30. 起搏器是如何用于心房颤动防治的？

　　心房颤动（房颤）是临床上常见的心律失常，大致可分为阵发性房颤和持续性房颤。由多种原因引起，其确切机制尚不清楚，可能与老年、心肌疾病、心脏或心肌结构异常有关。房颤时心房的心肌纤维颤动，心房肌电活动紊乱，记录到的心电信号幅度小，频率快（300～500 次/分），整个（左、右）心房处于机械静止状态，无正常的收缩活动，因而心房内容易产生血栓，从而造成栓塞并发症。对于持续性永久性房颤的患者，当其心室频率缓慢或心室长时间停搏，产生症状，严重影响心脏功能和日常生活时，需安装起搏器治疗。由于自身心房已无功能，对电刺激无反应，故只能用心室起搏器治疗，包括 VVI、VVIR 或双心室起搏治疗。对于阵发性房颤患者，当伴有窦房结功能明显异常时，需安装起搏器治疗，通常应用带有自动模式转换（AMS）功能的 DDD 或 DDDR 起搏器。当房颤发生时，由于心房感知到高频事件，起搏器将自动把原来 DDD 模式改为 DDI 或 VVI 模式，目的是避免心室跟踪较高的心房频率，保持心室相对正常较慢的频率。目前多数 DDD 起搏器均带有 AMS 功能。有些特殊程控设计的起搏器，能够对房性早搏（有时是触发房颤的原因）进行特殊反应，包括以较快的频率起搏心房一段时间，以消除房性早搏造成的心房复极不均一，抑制心房异位兴奋灶，消除运动后心率骤减，预防房颤后早期复发，从而预防由房性早搏或其他原因引起的房颤的发生。

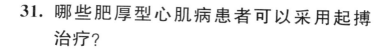

31. 哪些肥厚型心肌病患者可以采用起搏治疗？

肥厚型心肌病患者当伴有左心室流出道梗阻，且同时存在有症状的房室传导阻滞或窦房结功能障碍，应安装DDD 或 DDDR 起搏器。此外梗阻性肥厚型心肌病，药物治疗无效，症状明显，左心室流出道压力阶差明显增高（静息时＞30 mmHg，或激发时＞50 mmHg）时，可考虑进行起搏器治疗。

32. 起搏器是如何治疗梗阻性肥厚型心肌病的？

起搏器减低左心室流出道压力阶差的机制尚不完全清楚。目前认为，右心室心尖部起搏可提前激动右心室心尖部心肌，改变正常心室激动顺序，使室间隔激动和收缩延迟，由于局部节段性心肌的不同步性使左心室流出道的直径在收缩期增宽，同时减轻二尖瓣前瓣的前移而解除流出道的梗阻。小规模的随机临床研究也证实双腔起搏器及短房室间期可降低左心室流出道压力阶差，改善纽约心功能分级（NYHA）的级别。所以起搏器术后应适当缩短房室间期。由于缺乏大规模的前瞻性的随机临床试验资料，使此疾病的起搏适应证尚有争议。

33. 与起搏器植入手术相关的并发症有哪些?

起搏器植入手术与其他手术一样,都可能有意想不到的意外和并发症出现。与起搏器植入手术相关的并发症有以下几种。

(1) 血肿形成:是起搏器植入手术最常见的并发症之一。血肿形成可有局部肿胀、疼痛等表现。早期轻度血肿可采用局部砂袋加压止血,不主张引流以免增加不必要的感染机会。如局部压迫仍不能止血,应考虑尽早打开囊袋,寻找出血的血管,结扎止血。

(2) 囊袋感染、溃破:其发生率为2%左右。起搏系统的感染应尽早发现和处理,如出现皮肤溃破,应尽可能移出已感染的起搏器和电极导线,以免感染扩散,久治不愈。

(3) 心肌穿孔:发生率低于1%,心脏扩大、心脏壁薄、老年患者较易发生。一旦发生心肌穿孔,并出现心脏压塞症状,应行心包穿刺引流,必要时行开胸修补。

(4) 导线移位或微移位:是起搏器手术常见并发症,发生率为2%~3%,患者会出现起搏阈值升高、失夺获、感知低下或阻抗异常等变化。

(5) 锁骨下静脉穿刺并发症:如气胸、血胸、误穿锁骨下动脉、静脉空气栓塞、臂丛神经损伤、皮下气肿等。

(6) 心律失常:是操作导线时常见的并发症,常为房性心动过速、心房扑动、心房颤动、短阵室性心动过速、频发室性期前收缩(早搏)等。一般无需特殊处理,调整导线位置即可。如出现持续性室性心动过速或心室颤动,应及时治疗。

（7）起搏器导线误入左心室：其后果是有潜在动脉血栓栓塞的可能。电极导线定位后的多角度透视有利于及时发现，并回撤导线，重新定位。

（8）电极导线尾端与脉冲发生器连接不紧，可能导致术后即刻，或术后数周内出现起搏器间歇性或完全性失灵。

34. 哪些是与脉冲发生器相关的并发症？

与脉冲发生器本身相关的并发症有：

（1）肌电干扰、体外电磁场干扰、肌肉刺激等，是起搏器植入术后的常见并发症，双极电极的使用可以大大减少其发生率。

（2）电池提前耗竭，需行定期随访才能及时发现。解决方法只有更换起搏器。

（3）起搏器综合征是指在植入心脏起搏器后，由于血流动力学及心脏电生理方面的异常而引起的一组心源性症状，如低心排血量引起的头昏、眩晕、黑矇、乏力、心悸、气促、低血压或直立性低血压，静脉压升高引起的气急、水肿，甚至出现心力衰竭、休克或晕厥等。应用生理性起搏，适当调整房室间期可消除之。

（4）起搏器介导的心动过速，起搏器介导性心动过速（PMT）是由起搏器诱发和维持的心动过速。通过程控延长心室后心房不应期（PVARP），使逆传的心房 P' 波落入延长后的 PVARP 间期内，而不被心房感知器感知，更不能经起搏器下传，从而有效地避免或预防该室性期前收缩诱发起搏器介导性心动过速。

（5）起搏器脉冲发生器故障，主要指元件故障、起搏器频率奔放、无输出、起搏模式不适当转换等，解决方法只有更换起搏器。

35. 哪些是与电极导线相关的并发症？

与起搏电极导线植入及留置相关的并发症包括：① 手术过程中，通过穿刺血管建立导线植入路径所导致的血管损伤、气胸、出血、血肿形成、血管内血栓形成；② 导线植入过程中，起搏导线对心肌的刺激或压力不当所导致的恶性心律失常、瓣膜损伤或心肌穿孔；③ 起搏器植入术后，起搏导线长期植入后导致的相应血管入路体循环血栓形成、电极脱位、电极折断、电极绝缘层损伤、导线连接不良等。一旦出现与电极导线相关的并发症，都必须更换和重新安置导线。

36. 如何处理起搏器植入术后起搏系统的感染？

起搏器植入术后感染发生率应在 2% 以下，大多数研究资料所显示的发生率不足 1%。认真谨慎注意手术中的每一细节和无菌操作对于避免感染至关重要。术前和术后预防性应用抗生素可能有助于减少感染的发生，但相关研究数据所显示的结果并不绝对明确。术中应用抗生素溶液冲洗囊袋有助于预防感染。起搏器感染必须及早发现和正确处理，感染可有以下相应表现：① 脉冲发生器的囊袋有局部炎症和脓肿形成；② 部分起搏器系统磨破皮肤继发感染；③ 发热及血液细菌培养阳性伴或不伴其他部位感染灶。

最常见的临床表现是脉冲发生器囊袋的局部感染，全身感染少见。早期感染常由金黄色葡萄球菌引起，可伴有发热和全身症状；后期症状常由表皮葡萄球菌所致，其发展较隐蔽，通常无发热或全身症状。对于这两种细菌所致感染，均应取出整个感染起搏系统，包括脉冲发生器和导线。感染也可能由其他细菌引起。对于感染起搏器取出后的处理方法存在争议。一种方法为起搏器取出后立即在远离感染部位重新植入新的起搏系统；另一种方法为先取出感染的起搏系统，如为起搏器依赖患者，进行临时起搏给予保护，抗感染治疗后择期植入新的起搏系统。拔除长时间植入的导线及对脉冲发生器部位的处理需要由具有丰富相关临床经验的医生来进行操作。

37. 起搏器植入术后有哪些注意事项？

起搏器植入后，患者的日常生活基本不受影响，可进行各种缓和的运动，如太极、慢跑等。应避免植入侧上肢过度用力，如提拉或肩挑重物等，以及单一高频的活动，以减少对位于锁骨和第一肋骨之间的电极导管的摩擦损耗。起搏器囊袋表面应保持清洁，但不要过度擦洗，如发现红肿、发黑或渗液，应及时到医院检查。

关于电磁干扰，现代起搏器有一定的屏蔽作用，双极电极导线的应用，也进一步减少了此类问题的发生。在日常生活中，正常运行的家用电器如微波炉、电冰箱、电脑、电视等一般不影响起搏器功能。手机的使用应距离起搏器 15～20 cm，避免将手机放在起搏器植入部位附近的上衣口袋中。对于商场、机场等设置的安全检测装置，因电磁干扰发生严重不良影响的可能性很低，患者可以快速通过电子监测系统，避免在其附近站立或倚靠。如患者的工作环境存在强电磁干扰，如电焊工、高压变电站工作人员等，应告知医生，与起搏器工程师共同评价工作环境的影响。医疗环境下，也存在着各种电磁干扰，患者在进行磁共振成像、外科手术、牙科操作、放疗等诊疗前，应告知医生起搏器植入病史，与起搏器专业医生一起评估可能产生的影响，选择合适的方式，并做好准备工作。

患者植入起搏器后，应随身携带起搏器植入卡片，以便必要时出示，并应定期随访，如出现头晕、心悸、黑矇、晕厥、心动过缓等症状时，应及时到医院就诊。

38. 起搏器植入术后为何要定期随访？

永久起搏器的植入可以有效地拯救患者的生命及改善心动过缓患者的生存质量。但因起搏器系统的植入本身具有一定的风险，可以产生相应的并发症，所以定期回到具有相应资质的医疗机构，供医生了解和评价起搏器植入切口愈合情况、植入侧肢体活动情况、是否存在起搏器综合征及因起搏器设置不当所致的不适症状是非常重要的。同时起搏器系统的电池电量，脉冲发生器的工作状态、程序设置，起搏导线的工作状态及脉冲发生器的部分特殊功能均需通过特殊的仪器才能进行测试和设置，从而了解起搏器的电池电量剩余情况，以避免发生医院外的起搏器电池耗竭；并且需要判断是否存在导线的移位、破损或断裂，以及相关药物的服用是否导致起搏导线感知及阈值的改变致使起搏系统工作失常；最后通过对起搏系统记忆体的定期随访了解患者心律失常的发生情况、种类及持续时间、发作频度，以指导进一步治疗或起搏系统相应功能的设置。

39. 有自动感知和阈值测定的起搏器是否还需要定期随访？

随着医学科学技术的发展和起搏器制造技术的不断推进，目前越来越多的起搏系统具有更多的自动化功能，这其中就包括起搏系统的感知和阈值的自动测定及设置。这一功能的出现可以使起搏系统对患者进行"实时定期"的随访，并通过改变相应设置实现更加安全和持久的工作。但需要注意的是，起搏系统的自动感知和阈值测定并不能保证起搏器在所有情况下均处于正常工作状态，且伴随错误感知和阈值测定所发生的相应设置改变可能对患者的生命安全造成潜在的影响，也可能导致起搏系统电量的提前耗竭。同时，永久起搏器植入术后的定期随访除需了解起搏系统本身的工作状态外，对患者机体状态的评估也是至关重要的。而对于少见的外界因素，包括环境因素、药物因素、医源性因素所导致的起搏系统功能失常等均需通过定期的随访才能及时发现，所以对于植入了具有自动感知和阈值测定功能的起搏器患者，定期的起搏门诊随访仍是必需的。

40. 在快速室上性心律失常时，起搏器是如何保持心室起搏频率的？

DDD 起搏模式最大也是最常见的缺点是其所具有的跟随快速房性心律失常的倾向。有阵发性室上性心律失常的患者可应用"传统"双腔起搏器，程控为可变起搏模式来处理其室上性心律失常。对于 DDD 起搏器，程控为 DDD 以外的任何模式都会不同程度地影响房室同步性以及患者运动时可能达到的最快心率。最新型号的起搏器都设有识别和有效处理快速室上性心律失常的程序。

模式转换是指发生不适当室上性心律失常时起搏器自动由一种模式转换为另一种模式的功能。频率适应性起搏器早期的模式转换方式是：起搏器根据所设标准，在确定有病理性室上性心律时，自动由 DDDR 转换为 VVIR 模式。模式转换对于有阵发性室上性心动过速的患者非常有用。在 DDD 和 DDDR 模式时，如果起搏器感知到室上性心动过速或病理性房性心律，就会发生快速心室起搏。DDI、DDIR、DVI 和 DVIR 模式可防止起搏器跟随病理性心律，但同时也影响了起搏器对窦性心律的跟随，而窦性心律通常是主要节律。自动模式转换（AMS）可避免这种限制。不同起搏器在自动模式转换状态只能转换为其自身特定的无心房感知模式（VVI、VVIR、DDI、DDIR 等）。触发模式转换的心率通常是可以程控的。

目前所用的模式转换程序非常先进，各厂家都有自己的确定有无病理性室上性心律的特定程序以及随后的模式转换所应用的特定无心房感知方式。许多起搏器有计数装

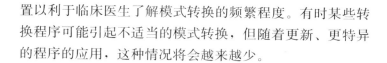

置以利于临床医生了解模式转换的频繁程度。有时某些转换程序可能引起不适当的模式转换，但随着更新、更特异的程序的应用，这种情况将会越来越少。

41. 起搏器是如何实现心房起搏阈值自动测定的？

现代一些起搏器具有心房起搏阈值的自动管理功能。通过程控，可以打开或关闭该功能，设置自动测定的时间间期、测定时输出的电压范围等。起搏器心房起搏阈值自动测定有两种情况：一是心房起搏伴稳定的 1：1 房室传导，起搏器测定心房阈值时，以稍快的频率起搏心房，逐步下降心房起搏输出电压，观察自身心室波下传的情况，如起搏的心房与下传的自身心室波在预期间期内，则判断起搏夺获了心房肌，反之，如心房起搏输出电压降到一定值，不再伴有下传的自身心室波，则判断起搏失夺获；二是在稳定的窦性心律下测定心房阈值，起搏器以稍快的频率起搏心房，观察心房自身节律对心房起搏的反应，当起搏未夺获心房肌，窦房结不会重整，在起搏测试脉冲后会出现不应期心房感知事件，反之，如果在房室间期内未检测到不应期心房感知事件，则认为测试的心房起搏夺获了心肌。近年来，也有与自动心室阈值测试方法相似的、直接测试心房除极波而进行心房自动阈值测试的起搏器，但由于心房除极波相对较小，故在临床使用中还存在一定的局限性。

42. 起搏器是如何进行心室起搏阈值管理的？

能量输出是起搏器最为重要、也是认识分歧最多的程控项目之一。通过适当地降低输出能量可以延长起搏器的寿命，增加输出可解决因起搏阈值升高引起的一些临床问题。起搏器植入后，一些患者的起搏阈值可能在某些特定情况下出现增高，如植入术后的早期，及应用某些临床药物等。自动调整起搏器输出能量这一特殊的功能可使起搏器随着起搏阈值变化而相应调整输出能量，既能节省电能、延长起搏器使用寿命，又能使保护性起搏阈值升高以确保患者的安全。

某些起搏系统采用自动夺获系统来测定心室起搏阈值，其通过逐次检测每跳心搏有无心室起搏输出相关的"诱发反应"（evoked response，ER）来确认有无夺获。为了检测 ER 信号，必须使用低极化双极起搏导线（目前已经有少见的单极起搏导线可以实现这一功能）。每一次起搏都要通过该系统检测 ER 信号来确认是否夺获，通过比较不同能量输出下的 ER 信号以确认是否实现有效的心室夺获来确定起搏阈值，同时设置安全备用脉冲来确保自动阈值测定过程中出现的心室失夺获，以保证患者的安全并减少因失夺获后出现的长间歇而带来的不适症状。但值得注意的是，其他原因造成的起搏阈值测定的连续失败可能导致起搏器维持"安全"的高输出模式而引起患者出现不适感和起搏器电池的耗竭。还有些厂家采用夺获处理来监测心室起搏阈值，以此为基础来调节能量的输出电压和脉宽以维持有效起搏。其通过改变输出电压和脉宽来检测起搏状况，在时间-强度曲线上找出夺获与失夺获的两个界点，确定期望安全界限，设定"最小适应电压和脉宽"来决定起搏器的输出。

43. 起搏器是如何测定自身的心房心室感知的?

所有的起搏器均通过电极感知并滤过心腔内电信号。可靠的心房或心室感知对心内 P 波及 R 波幅度和斜率均有要求。起搏器的感知灵敏度是指被起搏器视为心室或心房除极的最低 R 波或 P 波的幅度。起搏器常规随访时，通过程控逐步降低感知灵敏度直至感知功能丧失即可得知感知阈值。降低感知灵敏度对于消除电磁干扰或胸部肌电的过度感知很有用。部分起搏器具有自动调整感知灵敏度的功能。该功能根据自身电信号的波幅调整感知灵敏度，以确保安全的感知界限。该功能的目的是防止或尽量减少过度感知和感知不良。

44. 植入起搏器后患者出现心悸不适的原因是什么及应该如何处理?

植入起搏器后患者出现心悸不适，在排除其他心肺疾病及其他系统性疾病所致的相应症状后，多由以下原因引起：① 起搏器介导性心动过速；② 起搏器综合征；③ 起搏系统感知过度或感知不良导致的长间歇或过多起搏。

起搏器介导性心动过速又称为循环性心动过速（pacemaker mediated tachycardia or endless loop tachycardia）。任何原因导致房室同步分离，则室房逆传可产生逆行 P′波，逆行 P′波如果被起搏器的心房导线感知，便启动房室（A-V）间期以近似最大跟踪频率起搏心室，心室起搏可再次引起室房逆传，形成持续性快速折返环路而连续形成起搏器介导性心动过速——循环性心动过速，患者可感知较快的起搏跟踪频率而出现心悸不适的症状。目前大多数起搏器具有特殊的程序用以识别和终止该心动过速。

起搏系统功能正常，但却出现血流动力学障碍，患者出现心悸胸闷的症状或限制患者获得最佳生活状态，称为起搏器综合征。目前认为其发生机制主要为模式转换后的房室失同步及右心室心尖部的非生理性起搏，以上两种机制可导致患者起搏时血压下降，肺循环压力升高，从而引起相应的不适症状。

还有少数患者因起搏导线的一过性或永久性感知功能失常，引起不适当的起搏功能抑制或触发，从而出现长间歇或起搏过度而与自身心律发生冲突。长间歇及冲突的起搏心律均可引起部分患者出现心悸不适的症状。

45. 植入起搏器后哪些电器是可以安全使用的？

一般说来，家用电器中的电视机、数字影碟机、录像机、摄像机、微波炉、洗衣机、电冰箱、吸尘器、电熨斗、剃须刀等常用家电，不会影响起搏器的功能；但具有磁性的收音机、磁化杯等应尽量距心脏起搏器 15 cm 以上的距离使用。其他常用的家用电动工具和非专业的射频传输装置等，如操作得当，一般也不会对起搏器的功能造成干扰。如干扰发生，只需迅速远离或关闭这些电器即可。如在操作这些电器时感觉头晕、眼花、心悸，请尽快关闭电器并远离这些电器，起搏器即可恢复到原来的工作状态。电器对起搏器的影响主要有两个方面：第一，电器产生的电磁信号被起搏器感知后误认为是心电信号，而抑制其输出功能；第二，起搏器受干扰后转为干扰频率，使起搏频率加快，因而出现心悸。

某些设置于超市、图书馆和其他公共场所出入口的防盗装置，在患者距此装置很近时，可造成起搏器输出抑制或暂时转为非同步起搏模式。因此，装有起搏器的患者应以正常步态通过这种出入口的防盗装置，避免在此区域逗留。

某些工业用的电器，如弧光电焊、感应火炉和电阻电焊等，还有高压电线，如距离过近，都可产生足够的电磁干扰，从而影响起搏器的功能。

现在很多人都使用移动电话，虽然有测试资料表明移动电话与起搏器之间的互相影响是暂时的，但应保持手持移动电话与起搏器之间的距离至少在 15 cm 以上，使用后将移动电话放在植入起搏器的对侧，切不可置于胸前口袋中，或置于距离起搏器不远处的腰带上，因为移动电话处于开机待命状态时，可发射信号。

操作电焊或发动汽车一般也不会影响起搏器工作，但并非绝对，如果有症状出现请远离它们。

在植入起搏器后进行各种医疗检查或治疗过程时，患者要让医生或按摩师、理疗师知道自己已经安装了起搏器，这样就能协助他们进行诊断和治疗。

如果患者仍怀疑使用电器对自己的起搏器有影响，应请医生和工程师给予会诊。

46. 什么是电磁干扰？哪些情况可以引起电磁干扰？

电磁干扰（electromagnetic interference，EMI）有传导干扰和辐射干扰两种。传导干扰是指通过导电介质把一个电网络上的信号耦合（干扰）到另一个电网络。辐射干扰是指干扰源通过空间把其信号耦合（干扰）到另一个电网络。电磁干扰源在医院里最常见。一般认为，常规心电图、超声心动图检查、同位素检查和诊断性X线检查〔如透视、摄片及计算机化断层显像（CT）检查〕不足以影响起搏。植入起搏器的患者进行磁共振成像检查（MRI）会引起心律失常，其后果是灾难性的。因此，如果安装了起搏器，而又必须进行MRI检查，应严格监护以免发生意外。另外，放射治疗、电手术刀、除颤仪和碎石仪等均可对起搏器产生影响，治疗前必须告知医生。

47. 植入起搏器后可以使用交通工具或开车吗？

外出乘坐汽车、地铁、轮船、飞机不会影响起搏器的功能，不必担心。汽车和摩托车的点火装置工作时会产生电火花，火花出现时有较强的电磁脉冲发生，当打开汽车盖时身体不要靠近发动机，以免影响起搏器，或者尽量不要开盖检查汽车发动机。

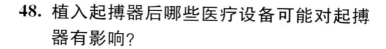

48. 植入起搏器后哪些医疗设备可能对起搏器有影响？

　　CT 是 20 世纪 70 年代出现的新型放射诊断影像设备，主要由 X 线管和探测器组成，它能对物质断面进行扫描，通过计算机技术显示该层面的结构。第三、第四代 CT 线管电流约 100～600 mA，对起搏系统没有影响。

　　体外碎石是一种非创伤性的治疗方法。一般而言，体外碎石对起搏器患者是安全的。根据美国和欧洲的经验，碎石术可安全地用于起搏器的患者。

　　磁共振成像（MRI）是一项重要的检查方法，在进行 MRI 检查时产生一个持续恒定的磁场，随后产生一个迅变磁场（100～200 Hz）和电磁射频场（60～70 MHz），这三个磁场均可以影响起搏器以及埋藏式心脏复律除颤器（ICD）。起搏器可被持续的磁场、时间变异磁场或间断的射频脉冲影响。由于磁共振有强大的恒定磁场、逸散磁场，同时还有功率较大的电磁射频脉冲，因此，恒定磁场可以影响起搏器的舌簧开关，会使起搏器转为磁频工作状态而产生竞争心律，但不一定损害起搏器。每次扫描期间发放的快速射频脉冲及迅变磁场可以造成起搏器功能异常。迅变磁场和电磁射频场引起的另一个潜在问题是电极加热，在一项研究中，一个 1.5 T 的磁共振可以使电极-组织界面的温度升高 15℃以上，但没有发现心肌组织的灼伤。一般起搏器厂商和磁共振厂商都提示带有起搏器的患者不要进行磁共振检查。

　　理疗一般分为透热疗法和普通物理疗法。透热疗法是指对组织的加热过程，多用于理疗科对挫伤、扭伤及慢性损伤所导致的慢性疾病进行治疗时，也可起到镇痛作用。它的作用方式有三种：短波透热、微波透热及超声透热。它们对起搏器的影响也不尽相同。短波透热：短波发生器频率是高频（27 MHz）的，可产生强电磁场，会干扰起搏器工作，也会损坏起搏器线路。即使将起搏器程控为非同步状态，也不能避免它对起搏器的影响，为此，植入起搏器患者不应进行此项治疗。微波透热：使用的频率为2450 Hz，穿透深度为30 mm，可见微波透热对起搏器的影响有一定范围，只要起搏器距离治疗仪在30 mm以上，就不会对起搏器造成影响。超声透热：超声透热进行治疗时探头要远离起搏器，也不应对着起搏器方向。佩戴频率适应性起搏器的患者禁止采用此疗法，因超声波会干扰传感器的功能，进而影响起搏器的频率适应功能。普通物理疗法中紫外线理疗和红外线理疗均不会影响起搏器功能。蜡疗也是安全的，但不应直接对起搏器加热，起搏器受物理加热后会导致线路损伤。

通过临床观察证实，手术中无论是使用高频双极电刀还是单极电刀，如起搏器程控得当，一般较为安全，不会导致意外情况发生，但围术期应注意以下事项：

（1）术前行常规心电图检查，并行起搏器功能复查。

（2）备用临时起搏器及抢救物品，以备术中使用。

（3）术前检查电刀的可靠性，注意电流回路是否正常。

（4）术中、术后进行心电以及血压监护，发现心律失常以及血压下降应及时处理。若心律失常为电切引起应尽快停用电切。若起搏功能受高频干扰而被抑制，可将起搏器程控为VOO起搏模式。

（5）备好临时起搏及除颤仪，如起搏失灵，可立即插入临时起搏器，如有室性心动过速及心室颤动可立即进行电复律。

（6）在场医生熟悉起搏器的情况。

（7）术后对起搏器、起搏阈值、心电图及心肌酶学进行随访复查，及时解决出现的问题。

　　临床应用直流电电击治疗某些心律失常是一种常用且最为有效的手段。体外电除颤的电量一般为 50～300 J。电除颤对接受起搏器治疗患者的影响主要有两方面：电除颤是否会击坏起搏器；电除颤时电流是否会经起搏导线损伤心肌。植入起搏器的患者出现心室颤动时能否进行电除颤是医务工作者所关注的问题。一般来讲，脉冲发生器的本身受到稳压二极管的保护，可限制电流逆传入起搏器电极内，破坏线路功能。虽然设有除颤保护装置，但电除颤时并不能绝对保护起搏器不遭破坏。一般而言，起搏器可承受 300 J 能量的电击不致受到损害。因此，植入起搏器患者在出现心室颤动时是可以除颤的，但必须注意的是若反复应用 300 J 的能量除颤有可能损伤起搏器线路。除颤时电极板应远离起搏器 8 cm 以外。在复律完成之后必须重新检查起搏及感知功能，以及患者心肌情况，发现问题及时解决。

　　植入起搏器的患者接受离子放射线治疗时，可观察到两种情况：第一，起搏器可暂时被直线加速器或 β 射线产生的电磁场干扰，而暂时抑制起搏器的输出，但没有造成严重的临床后果；但也有报道射线可直接损害起搏器线路。对脉冲发生器的损害主要依放射线的类型、累积剂量、起搏器类型和位置而定。第二，一般剂量的放射线不会对起搏器造成影响，更不会损害起搏器，但采用高能量放射线治疗时，可以产生强大电磁辐射而损坏起搏线路。而直线加速器产生的高能射线，其穿透力极强，放射线束能在患者周围旋转，其旋转中心有巨大的放射能剂量，足以损伤起搏器。因此，在使用直线加速器治疗肿瘤时，应用铅皮将起搏器遮挡住，才不会对起搏器功能以及线路产生影响。

49. 植入起搏器后日常生活中需注意哪些事项？

植入起搏器1～3个月后，一般运动不受妨碍，如散步、打保龄球、钓鱼等，但还应避免激烈运动，因电极导线在心内膜约需2～3个月后才能固定牢固，在此之前仍有移位可能，因此俯卧撑或吊单杠等运动应避免进行。安装起搏器后，如果心脏无其他问题，基本可以恢复正常人的生活，参加家务劳动，自理日常生活并恢复学习，回到正常的工作中去，但应避免较重的体力劳动。洗澡、桑拿对起搏器无直接影响，但水的温度过高，洗澡时间过长可增加心脏负担。对饮酒、饮食、性生活没有特别限制。可乘汽车、电车、火车及飞机旅行，但对机场等处金属探测装置可能会有反应，故通过金属探测装置之前请出示起搏器担保卡。总之，遇到各种情况时，一旦身体感觉异常（头晕、心悸等），应马上去医院检查。

50. 机场或商场的安全检查系统对起搏器有何影响？

在机场通过安全检查不会影响患者的起搏器功能。但金属探测器可能会探及体内的起搏器，其长时间停留在起搏器上方可能会对起搏器产生干扰。所以要在安检前向航空公司工作人员出示起搏器担保卡，可以免检，起搏器担保卡在国内外同样有效。

收款处防盗系统的应用越来越普遍，这些系统应用低频磁场（16～60 kHz）或射频能量（2～10 MHz）运行，理论上二者均可对起搏器造成干扰。在一项研究中虽然有对单极起搏系统暂时抑制的情况发生，但并没有发生起搏器被重新程控的情况。另外观察到 5 例患者中有 2 例起搏器发生了噪声模式转换、改为固定频率工作方式、心室输出提前等。

51. 植入起搏器后患者出现晕倒的原因及处理方法是什么？

一般情况下，植入起搏器的患者出现晕倒，无论是何种原因（心源性、内分泌源性、神经源性），都应当及时送到医院给予相应处理。对于起搏器依赖的患者，可能是由于：① 起搏器电池耗竭；② 起搏心室电极移位；③ 肌电位干扰。当患者的身体活动时肌肉必然产生一种肌电信号或称为肌电位，这种电位一旦被起搏器误感知，就会影响起搏器的功能。肌电位干扰的发生率差异较大，其原因可能与采用的监测方法、使用的起搏器和被检测的人群有关。现在所用的起搏器，复杂的感知放大器及带通滤波器均可明显降低肌电位的干扰。肌电位对起搏功能的影响在不同的起搏方式时不同，其干扰程度、临床表现也不同。VVI 或 AAI 起搏器受肌电干扰时起搏输出功能受到抑制，患者临床症状取决于肌电位抑制起搏功能的持续时间和患者自身心律恢复情况。起搏器输出抑制时间较短时临床上可无症状，若为起搏器依赖的患者，肌电位抑制时间较长时可出现胸闷、憋气、头晕，甚至出现阿-斯综合征发作。在 DDD 起搏的情况下，心房电路易受肌电干扰，心房电路感知肌电位后触发心室起搏出现较快的跟踪频率，患者可有心悸感，如心室电路受肌电干扰，可出现输出功能抑制，无房室脉冲发放。肌电位抑制多出现在白天体力活动时，尤其在患者上肢进行对抗运动时更易发生。肌电位对起搏器的影响在青年人、体力劳动者比年长者及女性多见，因青壮年或体力劳动者肌肉较发达，运动时肌电信号较强。

52. 起搏器的担保年限和使用年限有何区别？

担保年限指起搏器在 100% 正常使用的情况下，电池耗竭的年限。而使用年限指患者实际情况下起搏器电池的使用时间。如偶尔依靠起搏器的患者，电池消耗非常少，其使用年限自然长于担保年限。

53. 起搏器植入后应如何进行随访？

严格意义上，植入起搏器患者应经常处于医生的监护之下，以便了解起搏功能、工作状态以及何时更换起搏器。患者出院前一天程控一次，出院后半个月、1 个月、2 个月到医院复查一次。而后，6 个月至 1 年复查一次，并在有生之年周而复始地进行定期复查。有特殊情况随时复查。尤其是对于起搏器依赖的患者，复查尤为重要。起搏器使用后期，应加强随诊，甚至每1～3个月随访一次，以便了解电池耗竭情况，电池基本耗竭后应及时更换新的起搏器。安装三腔起搏器和ICD的患者，应按医生要求定期来医院复查，出院后，如出现伤口红肿、囊内积液、气促、疲乏、晕厥、胸痛、呃逆等，应立即来院就诊，并要携带起搏器担保卡和复查手册。起搏器植入后只完成了部分治疗工作，其余的工作就是要定期检查起搏器工作是否正常及所设置的参数是否符合病情需要，医生根据病情变化来程控起搏参数，给患者制订个体化的治疗方案。

54. 在对起搏器功能判断时，动态心电图（Holter）有何作用？

动态心电图可以帮助检测起搏器功能是否正常。当患者出现心悸不适的情况时，动态心电图可以记录到患者24 h的心律情况，医生可以根据记录的心电图分析患者起搏器的功能，如起搏器是否受到肌电或外界干扰，是否有间歇性的起搏感知不良事件发生等。相对于起搏器的程控及记录分析，动态心电图因其具有采集的心电信息更具体和全面，且使用方便的特点，故对于患者病情的及时处理具有非常重要的诊断意义。

55. 如何判断起搏器电池能量耗尽？

起搏器电池容量的设计通常能保证使用寿命在 5～8 年。但是受各种因素的影响，各个型号间的设计寿命有较大差别。具体最多能用多长时间取决于具体个体的起搏器工作方式和工作状态。对于自然耗竭的起搏器，主要标准是起搏频率减慢 10%。不同起搏器的电池耗竭时的参数反应是不同的，如磁频率下降、电池电压下降、电池内阻抗升高等，达到一定程度时，起搏器会在程控时显示建议更换提示，如 ERI（择期更换指征）、EOL（电池寿命终点），故通常在没有出现起搏器工作异常的情况下已经能够检测到电池的不足。所以患者的术后随访非常重要。一般要求患者植入起搏器后半个月、1 个月、2 个月、半年、1 年时随访，以后每年随访一次，临近担保年限结束时再加强随访密度。当出现 ERI 提示时，起搏器通常还能使用数月（不同的厂商设计不同），但需要尽早安排手术更换。

56. 起搏器更换手术前要做哪些准备？

起搏器因电池耗竭或其他异常原因，如导线断裂、起搏器感染等，需要及时更换。

（1）术前应对起搏器进行详细的参数测量，包括导线的型号、感知及起搏参数，这对判断是否需要更换导线和更换何种导线具有一定意义。

（2）对患者的一般情况需进行全面检查，包括常规血生化检测、X线胸部摄片、超声心动图等，以评估手术的风险。

（3）原起搏器植入部位和拟行手术部位的皮肤准备。

（4）术前应适当停用或减少使用抗凝或抗血小板药物。

（5）术前饮食：术前一餐应少食但不禁饮食，以防患者虚脱、低血糖或静脉充盈不良。

57. 起搏器更换术与首次植入术有何区别？

起搏器更换术同首次植入术相似。但更换术中需首先取出原起搏器，然后分离起搏器和导线，测试原导线。根据原导线参数测定结果，可以考虑保留或更换导线。如保留，则简单地将新起搏器与原导线连接，直接埋入原皮下囊袋中即可；如需更换导线，则要重新植入新起搏导线，然后将原导线远心残端固定于局部皮下以防止残端缩入血管内，最后连接新起搏器与新导线，埋于皮下组织。注意，更换手术前需详细了解患者的自身心率和心律情况，如患者是起搏器依赖的患者，更换手术时可能需植入临时起搏器作为过渡。

58. 起搏器植入术后可参加哪些运动？

起搏器植入术后1～3个月，运动一般不受限制，可以正常工作及做家务。由于起搏器通常埋置于左侧或右侧上胸锁骨下的皮下组织内，且导线经头静脉、锁骨下静脉，穿过同侧锁骨与第一肋骨间隙，进入胸腔至右心，所以植入侧的上肢过度牵拉及大幅运动，可导致起搏导线在骨间隙受到骨质及韧带的反复挤压、摩擦和牵拉，而使导线发生绝缘层的破裂或金属导线的断裂，产生严重的后果。一般来说，伴有上肢剧烈运动的活动及激烈对抗性运动应尽量避免。通常根据身体状况，患者可以进行散步、跑步、登坡、骑自行车、舞蹈等以下肢为主的有氧耐力运动，还可以进行较平缓的拳操锻炼。此外，非手术侧的上肢及肩部活动不受限制。总之，起搏器对一般日常生活的影响很小，不必过于担心活动受限，应消除心理上的顾虑。

59. 什么是心力衰竭？心力衰竭的病因是什么？

心力衰竭（心衰）是由于心脏不能泵出足够的血液以满足组织代谢需要的一种病理生理状态，仅在提高充盈压后方能泵出组织代谢所需要的相应血量。通常是由于心肌收缩力下降即心肌衰竭所致的一种临床综合征。临床上以肺循环和（或）体循环淤血以及组织血液灌注不足为主要特征。心力衰竭的基本病因包括：

（1）原发性舒缩功能障碍

1）心肌病变：主要见于节段性心肌损害如心肌梗死、心肌缺血等；弥漫性心肌损伤如心肌炎、扩张型心肌病、肥厚型和限制型心肌病等。

2）心肌原发性或者继发性代谢障碍：常见于冠心病、肺源性心脏病（肺心病）、高原病、休克和严重贫血等各种疾病。主要是由于心肌缺血缺氧，引起心肌能量代谢障碍或伴发酸中毒使能量减少导致舒缩功能障碍。

（2）心脏负荷过度

1）压力负荷过度：又称后负荷过度，是指心脏在收缩时所承受的阻抗负荷增加。左心室压力负荷过度常见于高血压、主动脉流出道受阻（主动脉瓣狭窄、主动脉缩窄）；右心室压力负荷过度常见于肺动脉高压、肺动脉狭窄、阻塞性肺疾病等。

2）容量负荷过度：又称前负荷过度，是指心脏舒张期受到容量负荷过重。左心室容量负荷过重常见于主动脉瓣、二尖瓣关闭不全以及由右向左或者由左向右分流的先天性心脏病；右心室容量负荷过重常见于房间隔缺损、肺动脉瓣或三尖瓣关闭不全；双心室容量负荷过重常见于严重贫血、甲状腺功能亢进、脚气性心脏病及动静脉瘘等。

3）心脏舒张受限：常见于心室舒张期顺应性降低（如冠心病心肌缺血、高血压心肌肥厚、肥厚型心肌病），限制型心肌病和心包疾病（缩窄性心包炎或心脏压塞）。二尖瓣狭窄和三尖瓣狭窄可使心室充盈受限，导致心力衰竭。

60. 什么是心脏再同步治疗（CRT）？

心脏再同步治疗是通过双心室起搏的方式治疗心室收缩不同步的心力衰竭患者。重度心力衰竭患者多存在心室收缩的不同步，CRT 在传统的双腔起搏的基础上增加了左心室起搏，左心室起搏电极导线经右心房的冠状静脉窦开口，进入冠状静脉左心室后壁侧壁支起搏左心室，同时起搏右心室，通过多部位起搏恢复心室同步收缩，减少二尖瓣反流。对于心力衰竭伴心室失同步的患者，这种治疗可以改善患者的心脏功能，提高运动耐量以及生活质量，同时显示出逆转左心室重构的作用。

61. 心力衰竭患者中哪些患者可以使用 CRT？

2013 年欧洲心脏病学会（ESC）指南中，CRT 治疗慢性心力衰竭的Ⅰ类指征：左心室射血分数（LVEF）≤35％，窦性心律，已接受优化药物治疗，NYHA 分级Ⅱ、Ⅲ级和暂时的Ⅳ级患者，同时合并心室失同步，左束支传导阻滞（LBBB）伴 QRS 波宽度大于 150 ms 的证据等级为 A，LBBB 伴 QRS 波宽度为 120～150 ms 的证据等级为B。同时我国关于 CRT 植入的Ⅰ类适应证包括：① 缺血性或非缺血性心肌病；② 充分抗心力衰竭药物治疗后，NYHA分级仍在Ⅲ级或不必卧床的Ⅳ级；③ 窦性心律；④ LVEF≤35％，左心室舒张末径（LVEDD）≥55 mm；⑤ QRS 波时限≥120 ms 伴有心脏运动不同步。另外，在最优化的推荐药物治疗基础上，LVEF≤35％、QRS 波宽度≥0.12 s、NYHA 心功能分级为Ⅲ级或不稳定性Ⅳ级的心房颤动患者，植入伴或不伴 ICD 功能的 CRT 是合理的；LVEF≤35％、NYHA 心功能分级为Ⅲ级或不稳定性Ⅳ级、已经接受最优化的推荐药物治疗并且经常依赖于心室起搏的患者，植入 CRT 是合理的；LVEF≤35％、NYHA心功能分级为Ⅰ级或Ⅱ级、已接受最优化药物治疗、准备植入永久性起搏器和（或）ICD 且预期其经常依赖于心室起搏的患者，也可以考虑心脏再同步治疗。

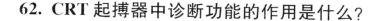

62. CRT 起搏器中诊断功能的作用是什么？

目前有多家公司提供不同型号的用于心脏再同步治疗的三腔起搏器，都配备有用于 CRT 起搏器植入术后心力衰竭患者综合管理的诊断功能软件。它能提供以下几方面的信息：① 症状相关信息，帮助确认患者是否失代偿。② CRT 的有效性。③ 药物治疗的有效性。④ 患者可能经历的心律失常类型。⑤ 3 种心力衰竭监测趋势：平均夜间心率趋势、心率变异性趋势和活动度趋势。提供这些信息在心力衰竭的综合管理中是非常有用的。心房颤动事件的发生情况、心房颤动时的心室率、患者的活动度趋势和心率变异性趋势能用于评价心力衰竭的进展情况，制订或改进心力衰竭的药物治疗方案。心率变异性减低是由于心力衰竭进展而导致死亡的预测因子，而 CRT 后一般都能得以明显改善。

63. CRT 起搏器的植入前准备工作有哪些？

与多数有创性手术相同，术前行血常规、生化、超声心动图、心电图等检查。CRT 植入前还有比较重要的检查，包括评价患者的心脏收缩的机械不同步性。目前倾向于应用组织超声多普勒成像或心脏磁共振成像等直接评价心室机械收缩同步性的方法来选择 CRT 的可能受益者，尤其前者还可以优化选择左心室电极位置及评价 CRT 疗效。由于左心室电极导线的植入比较复杂，约

5％～10％的患者有可能左心室电极导线无法植入冠状静脉窦或无法到达目标血管；另外，约 20％～30％的患者在接受心脏再同步治疗后，心力衰竭临床症状无明显改变，这些都需在术前告知患者，以取得知情同意。

64. CRT 起搏器是如何植入的？

CRT 起搏器植入手术与普通起搏器植入相比较，不同点在于通过冠状静脉窦植入左心室电极导线。具体步骤如下：① 冠状静脉窦插管：局麻下，经左侧锁骨下静脉穿刺，送入一短钢丝，插入 9F 的撕开鞘，置入用于输送左心室导线的带止血阀的长鞘管和长钢丝。沿长钢丝将长引导管送入右心房，取出长钢丝，将冠状静脉窦电极导管送入冠状静脉窦作为引导，将长引导管沿冠状静脉窦电极推送至冠状静脉窦。② 冠状静脉窦逆行造影：冠状静脉窦有心大静脉、侧静脉、侧后静脉、后静脉、心中静脉等分支。将球囊造影导管沿长鞘送入冠状静脉窦内，先将造影导管的球囊充气，堵住冠状静脉窦近端。然后经造影导管推注造影剂，逆行显示冠状静脉窦及分支。③ 左心室起搏导线的植入：在运用导线时先将经皮腔内冠状动脉成形（PTCA）钢丝连接操纵器，顶端 2 cm 塑型，插入导线侧孔。然后将 PTCA 导丝沿长鞘送入选定的冠状静脉窦分支血管，在操纵 PTCA 钢丝时注意固定好长鞘，防止移位，再将电极导线沿 PTCA 钢丝送入分支血管。测试起搏参数，以及高能量输出电压时膈肌是否跳动。测试参数满意后，切割冠状静脉窦引导长鞘，完成左心室电极的植入，固定缝线。④ 右房室电极的植入：方法同双腔起搏器植入，此处不再赘述。

65. CRT 起搏器是如何治疗心力衰竭的？

心力衰竭患者常伴房室传导阻滞或心室内传导阻滞，由于其房室和心室电活动以及机械运动失调，可减弱生理条件下的心肌收缩力，而不同部位的心肌非同步收缩也将造成瓣膜反流并通过缩短舒张期而影响心室充盈。CRT 的基本目的是使心室激动恢复正常，并使窦性心律的患者房室间期最优化。CRT 技术通过多点起搏实现心室的同步去极化，可缩短心电图 QRS 波，协调双心室收缩和舒张；改变舒张期心室充盈，增加收缩期射血；减少二尖瓣反流，增加心排血量，明显改善血流动力学参数和临床症状。伴随着血流动力学参数的改善，心肌耗氧量降低，从而缓解慢性心力衰竭的进展，提高患者生活质量。

66. CRT 起搏器疗效不佳的原因是什么？

约 20％～30％ 的患者在接受心脏再同步治疗后，临床心力衰竭症状无明显改变。造成临床心脏再同步起搏疗效不佳的原因有：

（1）术前未对植入病例进行很好的筛选。应严格按照 CRT 起搏器植入治疗的手术适应证选择治疗患者，即 LVEF≤35％、QRS 波宽度≥0.12 s 的心脏扩大伴心力衰竭的患者。术前可对患者行组织多普勒超声检查，以明确患者是否存在左心室内或者心室间机械不同步的现象。

（2）术中左心室电极的放置位置不恰当。左束支传导阻滞时，心室最晚激动点一般位于侧壁及后壁，因此左心室电极放置于侧壁较前壁将能更好地恢复同步性。现在，组织多普勒超声的运用，使得术前可知晓心脏机械收缩的延迟部位。若左心室电极放置的部位不是心室最延迟收缩的部位，将不能起到再同步治疗的目的。对于缺血性心肌病患者，如左心室最晚激动点处及其周围的组织以纤维瘢痕为主，而非有活力的心肌组织，将左心室电极导线植入心室最晚激动处也会影响治疗效果。

（3）术后随访过程中，未程控至患者最适宜的房室（AV）间期、室室（VV）间期。由于个体化的差异，如能在超声心动图指导下调整患者的 AV 间期与 VV 间期的设置，则能最大程度地增加左心室充盈，提高心排血量，减少二尖瓣反流，从而改善患者的心功能。

（4）术后未再根据患者个体化情况，调整对抗心力衰竭药物的使用。有资料显示 CRT 术后患者对 β 受体阻滞剂、血管紧张素转化酶抑制药（ACEI）或血管紧张素受体拮抗药（ARB）等心力衰竭治疗有效药物的耐受性有所提高，应根据患者血压、心功能情况尽可能逐渐加大上述药物剂量至靶剂量。

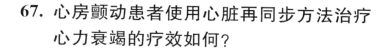

67. 心房颤动患者使用心脏再同步方法治疗心力衰竭的疗效如何？

对于已经存在心功能不良、心功能Ⅲ级以上的患者，如果符合 CRT Ⅰ类适应证的其他条件，现有证据支持行 CRT 治疗，部分患者需联合房室结射频消融以保证有效夺获双心室。目前，"射频＋CRT"的疗效已得到小规模临床试验和回顾性分析的证实。Leon 等和 Vails-Bertauh 等分别观察了心房颤动患者"射频＋CRT"的疗效，证实那些既往已行房室结射频消融联合右心室起搏治疗的心房颤动患者，将起搏系统升级为 CRT 后生活质量和心功能显著改善。MUSTIC 亚组研究亦提示，对于合并心房颤动的心功能不良患者而言，房室结消融联合再同步起搏治疗可以提高活动耐量，改善生活质量。国内小样本研究亦证明了该治疗的有效性。需要强调的是，必须保证尽可能高比例的双心室起搏才能真正发挥 CRT 疗效，因此部分患者需行射频消融术以阻断房室结-希氏束的传导。

68. 如何使 CRT 实现个性化治疗？

CRT 患者的个性化治疗包括两个方面：

（1）术前评估患者的心室机械收缩最延迟的部位。组织多普勒超声（TDI）的应用，可以直观地发现心脏的机械收缩延迟部位，结合可调整的室室（VV）延迟，理论上理想的左心室起搏位置应该是收缩最延迟的部位，这样可以

取得最为理想的左心室协调的收缩。Yu 等采用 TDI 技术对
56 例 QRS 波时限增宽的顽固性心力衰竭患者的左心室壁各
节段运动进行分析，结果显示收缩最延迟的部位以左心室
下壁最为多见（45%），其次为侧壁（30%）、后壁（25%）
及间隔部（16%），前壁及前间壁最为少见（11%、5%）。
而另有研究表明最晚收缩的位置以左心室侧壁最多见
（35%），其次是前壁和后壁（26%、23%），下壁及间隔部
最少见（16%）。可见收缩最延迟的部位因人而异，相应最
佳起搏部位的选择成为个体化治疗必不可少的一部分。

（2）术后进行最佳房室间期与室室间期的程控。理想
的房室（AV）间期使左心房的收缩峰压出现在左心室收
缩开始时，使左心室的被动充盈时间最长，同时不限制左
心房收缩引起的主动充盈。目前超声心动图技术被广泛应
用于房室间期的优化。通过超声指导最佳房室间期设置可
使左心室充盈增加 10%～20%。目前主要采用 Ritter 法
和重复法。重复法也就是逐渐延长或者缩短房室间期并且
通过二尖瓣过瓣血流频谱和 E 峰、A 峰的优化来评价，从
而改善血流动力学。而目前设置最佳 VV 间期的方法有两
种：① 组织多普勒超声指导下获得最大化心室同步所对
应的 VV 间期；② 获得左心室流出道主动脉瓣血流速度时
间积分（VTI）最大值所对应的 VV 间期。此外动态的优化
程控是十分重要的。尽管某个特定的电极位置、VV 间期在
基础状态下很理想，但假如患者运动，或其病情发生改变
之后，这些变量就可能完全不同。这样，就需要对这些变
量进行个体化的动态优化。有研究结果表明随着随访时间
的延长，最佳 VV 间期逐渐缩短，而最佳 AV 间期则逐渐
延长，因此认为定期调整最佳 AV 间期及 VV 间期可能是
必要的。

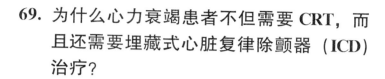

69. 为什么心力衰竭患者不但需要 CRT，而且还需要埋藏式心脏复律除颤器（ICD）治疗？

　　慢性心力衰竭（心衰）患者心脏性死亡的原因主要是进行性心力衰竭和（或）心脏性猝死。对于 NYHA Ⅱ～Ⅲ级的心力衰竭患者，50%以上的死亡原因为心律失常性猝死，NYHA Ⅳ 的心力衰竭患者仅约 30% 的患者死于恶性室性心律失常。一方面，临床研究证实，CRT 可以改善心力衰竭患者的心功能，并可降低进行性心力衰竭导致的死亡。同时，心脏性死亡的另一原因——心脏性猝死的发生又可被 ICD 有效预防。另一方面，相当一部分植入 ICD 的患者伴有慢性心力衰竭及室内传导延迟，而 CRT 可使这一部分患者心功能得到改善，心脏重构得以逆转，从而可能减少恶性室性心律失常的发生，减少 ICD 的放电次数。因此，理论上讲同时具备 CRT 和 ICD 的心脏再同步治疗-除颤器（CRT-D）是最佳治疗方案。

70. 如何判断心力衰竭患者的 CRT 疗效？

　　详细询问患者有无心功能不全、心律失常症状如胸闷、心悸、气促、水肿；仔细进行体格检查如检查心律、心率、心音，有无肺部啰音、肝颈静脉回流征、水肿及起搏器切口、囊袋情况，观察有无胸壁刺激、膈肌起搏。客观检查包括运动耐量测试，通常采用 6 min 步行试验、

SF-36生活质量评分；心电图或动态心电图评价起搏情况，是否存在房性、室性心律失常；X线胸片观察肺淤血情况、心脏大小、心胸比例改变、电极位置；超声心动图检查观察心脏同步性，心功能改变及心脏重构；生化指标可行脑钠肽（BNP）测定。

71. CRT中左心室电极植入位置是如何选择的？

植入左心室电极的位置，对于CRT起搏器植入术后疗效的影响是非常大的。最常用的左心室电极导线的植入方法是经冠状静脉窦至心脏静脉。目前推荐尽量将电极导线植入至心脏侧后静脉、侧静脉或者超声心动图提示激动最延迟的部位。研究证实，在最晚激动位点处的起搏可提高CRT疗效。前文已述在组织超声协助下定位心室舒缩最延迟部位。故导线安置的位置应当是在心室舒缩最延迟的区域。

72. CRT起搏器植入术后常见并发症有哪些？

CRT的关键环节是，植入左心室电极导线操作复杂、技术难度大，加之植入对象为严重器质性心脏病患者，植入术危险性明显高于普通起搏器。除了DDD起搏器植入术中和术后常见的并发症外，CRT起搏器独特的并发症主要与左心室电极导线定位过程有关，如冠状静脉窦插管失败、冠状静脉窦夹层、穿孔、心脏压塞等。国内一项针对117例CRT起搏器植入术并发症的研究显示，冠状静脉窦夹层、膈肌刺激、电极导线脱位的发生率分别为 3.4%、1.7%和1.7%。冠状静脉窦夹层和穿孔的后果通常不会很严重，仍可成功植入 CRT 起搏器。若出现左心室导线脱位，多需再次手术调整其位置，否则将无法实现 CRT 的作用。建议于术前制订好各种应急措施，术中密切观察患者各项生命体征，发现问题及时处理。

73. CRT 起搏器植入后随访应注意些什么？

CRT 起搏器植入术后随访包括以下内容：

（1）临床疗效的评价：对于临床疗效的评价已在前面的问题中详细地阐述，此处不再赘述。

（2）起搏器设置与参数的设置：CRT 心室起搏推荐设置右心室＋左心室同步化起搏方式，单纯右心室或左心室起搏只用于判断右心室或左心室起搏功能。左心室电极起搏极性推荐为 LVtip/RVring。心室感知提供右心室感知、左心室感知、RV-LVtip/LV-LVtip 双心室感知，对于起搏依赖患者推荐使用右心室感知，避免左心室感知不良导致心室输出抑制，左心室电极稳定后也可以用 RV-LVtip/LV-LVtip。在 RV-LVtip/LV-LVtip 感知情况下打开心室感知反应，起搏器在 AV 间期内发生心室感知就启动双心室起搏，保证心室事件时的双心室同步。起搏参数测试包括心房、左心室、右心室电极的起搏阈值、感知、阻抗。起搏阈值要求心房<1.5 V，右心室<1.0 V，左心室<3.5 V；感知要求心房>12.0 mV，左心室、右心室>15.0 mV；阻抗要求<1000 Ω。程控过程中同时需要观察双心室起搏百分比，最好在95%以

上；观察心房、心室高频事件发生情况，指导临床抗心律失常药物的应用；观察心率变异性、夜间心率、患者活动趋势。资料表明，心力衰竭加重时心率变异性变小、夜间心率增快。

（3）AV、VV 间期的优化：术后对患者进行个体化 AV、VV 参数的设置将会对 CRT 的疗效起到至关重要的影响。具体调整参数的方法已在前文详细说明，此处不再赘述。

74. 什么是心脏性猝死？心脏性猝死的病因是什么？

心脏性猝死（sudden cardiac death，SCD）定义为在心脏病症状开始后，短时间内（≤1 h）因心脏原因引起的预料外的死亡。SCD 的特点是其发生都有不可预测的随机性，高危人群的识别和防治是一个重要的临床问题。

SCD 的直接原因中，80% 是室性心动过速（室速）以及心室颤动（室颤），20% 左右是心动过缓等。也就是说，恶性室性心动过速是 SCD 最主要的原因。就其基础心脏病病因来讲，80% 的患者有冠心病，其中超过 50% 的病例在解剖上存在冠状动脉斑块形态的急性变化，如血栓、斑块破裂等；10%～15% 的患者有心肌病（扩张型心肌病或肥厚型心肌病）；肥胖、高血压、血脂异常、糖尿病也是重要的危险因素。预激综合征的患者发生 SCD 的概率为 0.15%，主要是因为心房颤动伴快速心室率转变为室颤。5%～10% 的 SCD 发生在无冠心病或心肌病的病例，例如长 QT 综合征、短 QT 综合征、Brugada 综合征、儿茶酚胺敏感性室速等遗传性疾病，虽然无明显心脏结构变化，但仍可能发生 SCD。此外，钾通道、钠通道、B 连接蛋白、肌浆网等的异常，可能影响心肌收缩所需的钙离子释放，中断正常心脏电活动，引起室性心律失常。需注意的是，一些有遗传疾病的患者，在触发因素出现前，并无临床表现。因此，未来极有可能提出 SCD 的基因病因。

75. 哪些患者需要植入 ICD？

ICD 的适应证分为对 SCD 的一级预防和二级预防。二级预防是指对于那些已发生过心搏骤停或持续性室速的患者预防 SCD 发生的治疗。一级预防是指对于那些有 SCD 危险因素，但还未发生过持续性室速、室颤或心搏骤停的患者的治疗。相关适应证有：

Ⅰ 类：

● 因为室颤或血流动力学不稳定的持续性室速导致心搏骤停的幸存者，在评估以明确病因并排除了任何完全可逆转的原因后，有指征植入 ICD。（证据等级：A 级）

● 器质性心脏病伴自发性持续性室速的患者，不管血流动力学是否稳定，有指征植入 ICD。（证据等级：B 级）

● 不明原因晕厥患者，伴有电生理研究中诱发临床相关的、显著影响血流动力学的持续性室速或室颤，有指征植入 ICD。（证据等级：B 级）

Ⅱ a 类：

● 持续性室速、心室功能正常或接近正常的患者，ICD 植入是合理的。（证据等级：C 级）

● 发生过晕厥和（或）室速的长 QT 综合征患者，当

接受 β 受体阻滞剂治疗时，植入 ICD 以减少 SCD 是合理的。（证据等级：B 级）

● 对于等待移植的非住院患者，ICD 植入是合理的。（证据等级：C 级）

● 儿茶酚胺敏感性多形性室速患者，当接受 β 受体阻滞剂治疗时有晕厥和（或）记录到持续性室速，ICD 植入是合理的。（证据等级：C 级）

● 心脏结节病、巨细胞性心肌炎或 Chagas 病患者，ICD 植入是合理的。（证据等级：C 级）

Ⅱb 类：

● 长 QT 综合征患者，且有 SCD 危险因素，ICD 治疗也许可以考虑。（证据等级：C 级）

● 侵入性及非侵入性检查都未能确定病因的晕厥伴严重器质性心脏病患者，ICD 治疗也许可以考虑。（证据等级：C 级）

● 与猝死有关的家族性心肌病患者也许可以考虑植入 ICD。（证据等级：C 级）

● 非致密性左心室心肌病患者也许可以考虑植入 ICD。（证据等级：C 级）

对于有冠心病、肥厚型心肌病、致心律失常性右心室发育不良型心肌病、Brugada 综合征、非缺血性扩张型心肌病、儿科患者和先天性心脏病患者以及 ICD 的Ⅲ类指征将在后续问题中分别论述。

76. ICD 的发展简史是怎样的？

1980 年 Mirowski 报道了经胸心外膜除颤器的第一

次植入，当时其主要应用于高危心脏猝死的幸存者。其为第一代 ICD，脉冲发生器较大（160～190 cm³）、较重（>200 g），迫使其只能在腹壁皮下或腹直肌下植入。第一代 ICD 只能识别心率>190 次/分的快速室性心律失常，并以最大能量电击使之终止，且无抗心动过缓和遥测程控功能。1986 年，经静脉的除颤电极导线第一次应用于临床；1988 年，ICD 开始有了低能量电复律和部分遥测程控功能，1989 年 ICD 中增加了抗心动过缓起搏，并能对室速进行分层治疗，即抗心动过速、低能量电复律和高能量电除颤 3 个层次的治疗功能。20 世纪 90 年代初期，ICD 引进了双相除颤脉冲波，提高了电极除颤的成功率；另外，心内膜植入技术和经静脉除颤电极广泛开展；ICD 的体积显著减小，大多数病例可在胸部皮下筋膜植入，几乎有了与植入式心脏起搏器一样简便等技术上的进步，使手术相关并发症的死亡率由心外膜植入的 3%快速下降到最新一代经静脉 ICD 的低于 1%，使 ICD 预防猝死的广泛应用成为现实。1995 年，双腔 ICD 问世，提高了 ICD 对室性心律失常的正确识别率，减少了其误识别和误放电的发生率。2001 年，首次出现了 ICD 和双心室起搏的起搏器（CRT）整合在一起的 CRT-D，大大减低了心力衰竭患者中因心律失常导致的猝死率。近年来，其他新近的相关改进包括针对室速的治疗、心动过速鉴别的算法、抗心动过缓起搏模式、心力衰竭的预警机制、无线程控遥测技术、网络程控随访技术等，进一步提高了 ICD 的临床价值和安全性。

77. ICD 的电极导线有哪几种？

ICD 的电极导线有三个功能：感知、起搏（抗心动过缓和抗心动过速）、电击。同起搏电极一样，ICD 的电极导线也有主动固定电极导线与被动固定电极导线，心内膜电极导线与心外膜电极导线等。与起搏器不同的是，根据有无环状电极，ICD 的心内膜电极导线分为真双极感知与整合双极感知。对于真双极感知的电极导线，感知与起搏发生在顶端电极与邻近的环状电极之间；而整合双极感知电极导线的感知与起搏发生在顶端电极与远端线圈之间。为了较好地感知到电击后的心室信号，远端线圈通常距离顶端电极较远，而且线圈本身较长，如作为感知电极的一部分，易对远场信号等发生过感知。因此，真双极感知电极导线的感知可能更为可靠。根据线圈的数量，ICD 的心内膜电极导线可分为单线圈电极导线、双线圈电极导线。ICD 的心内膜电极导线上至少有一个除颤线圈，通常位于电极导线的头端，如为双线圈电极导线，第二个线圈位于导线近端，植入后，远端线圈置于右心室，近端线圈在上腔静脉与右心房之间，除颤时可构成金属外壳、上腔静脉线圈、右心室线圈之间的组合，通常是金属外壳与上腔静脉线圈组成阳极，右心室电极作为阴极，以获得较低的除颤阈值，有时也可反向设置。目前已有四极电极导线，即有两个除颤线圈，以及顶端电极与环状电极，从而构成双线圈真双极感知电极导线。具体的临床应用应根据患者的病情和植入医生的经验而定。

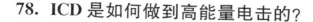

78. ICD 是如何做到高能量电击的？

ICD 的脉冲发生器容纳了电池、电容器和运行电路。ICD 的电池并不能快速释放足以除颤的电流与电压，而电容器中的电流也会很快流失，因此电容器需在除颤前充电，当电池与电容接通时，电通过一个特殊的高压电路，从电池流向电容，并将电池的电压转化为电容器中的高压。当电池与电容器断开时，电容器释放高压电流，完成高能量电击。ICD 系统长期不使用时，电容器的初次充电时间会延长，因此，电容器需要周期性的充放电，称为电容器重组，目前的 ICD 可程控电容器自动充电时间通常为 6 个月。

79. ICD 是如何设置和治疗室性心律失常的？

根据心室率，ICD 系统可设置数个心动过速的检测区，并对不同的区给予不同的检测程序与治疗程序，称为 ICD 的分层治疗。

例如，室速区的心动周期值设为 450 ms，室颤区心动周期值设为 300 ms，当感知到的心动周期在 300～450 ms 时，划入室速计数器累计；当感知到的心动周期＜300 ms，列入室颤计数器累计。

室颤波幅变化大，可能会有心电信号被漏感知，检测到的周期值常不规则，为提高诊断敏感性、给予及时有效的治疗，诊断常采用 X/Y 的计数方法，如 12/16，即检测的 16 个心动周期中，有 12 个心动周期达到室颤的心动周期值时，室颤的诊断成立。而室速的心动周期通常较稳定，因此，室速诊断的成立往往需要连续达到标准的心动周期，如 16/16，即连续 16 个心动周期都达到室速的标准后，室速的诊断才会成立，如果其中有一个间期长于室速标准，则计数器清零。

对于心率在室速、室颤区波动的心律失常，为了避免识别延迟，一些 ICD 会应用室速、室颤计数器的联合计数。在室速、室颤检测都开启的情况下，当室颤计数器累计到一定数目（如 6）时，应用联合计数，当室速与室颤的计数总和达到联合计数的标准时，回顾最后 8 个心动周期，如最短的心动周期在室颤区则识别为室颤，如最后 8 个心动周期都在室速区则识别为室速。在这种情况下，可能室速、室颤的计数分别都没达到标准，但联合计数达到标准，室速或室颤即被识别。

此外，在室速与室颤之间，ICD 还可设置第三个心动过速区——快室速区。在快室速区，可根据需要选择室速或室颤计数器。如经室颤区识别快室速，则按室颤的计数方法，由室颤计数器检测记录快室速的感知事件，满足识别标准后，最后 8 个心动周期如有一个达到室颤标准，则识别为室颤，启动室颤治疗，否则按快室速治疗。如经室速区识别快室速，则按室速的计数方法，由室速计数器检测记录快室速的感知事件，满足识别标准后，最后 8 个心动周期如有一个达到快室速标准，则识别为快室速，启动快室速治疗，否则按室速治疗。

ICD 的治疗具有抗心动过速起搏、低能量同步电复律、高能量除颤等功能。

抗心动过速起搏（ATP）是通过超速抑制终止心律失

常的发作，具有治疗发放快、患者无痛苦、电池消耗少等优点，可应用于一些单形性室速，但有将室速恶化为室颤的风险。常用的有短阵快速起搏（burst）与周长递减起搏（ramp）。短阵快速起搏是阵内相同频率的脉冲，脉冲间期为室速心动周期的一个设置的百分比，每阵脉冲的间期逐渐下降。周长递减起搏的联律间期也是室速心动周期的一定百分比，阵内刺激间期递减，每阵刺激末增加一次刺激。两种 ATP 的成功率和使室速恶化为室颤的概率无显著差异。

对于一些 ATP 无效的单形性室速，可设置 1～5 J 的低能量同步电复律，以避免高能量电击，但也有使室速加速甚至恶化为室颤的风险。

高能量除颤是室颤和快室速治疗的主要方式。其能量的设置应在除颤阈值测试的基础上，保证 10 J 的安全范围。有关除颤阈值的测试等问题见下述。

在 ICD 的各心动过速区，都可按需要设置一系列治疗程序。室速区可先设置 ATP 与低能量同步电复律，但其后应设置高能量除颤作为保障。室颤区直接设置高能量除颤，可有能量及除颤方向的选择。

80. ICD 植入术前的准备事项有哪些？

ICD 植入手术前，应让患者或其家属充分了解患者的病情和植入 ICD 治疗的必要性，了解基本手术过程，并签署 ICD 植入术的知情同意书，以充分配合。术前必须完善血常规、肝肾功能、电解质、血糖、心电图、胸片、超声心动图、腹部 B 超等常规检查。掌握患者的基本情况，包括室性心律失常的频率、对心律失常的耐受程度、运动时的心率、有无房性心律失常、用药情况、有无其他植入物等，以利于 ICD 的选择以及设置。植入手术前应停用抗凝药物如华法林 2～3 天，使国际标准化比值（INR）＜1.5；术前 8 h 停用肝素，以避免伤口出血和囊袋血肿。植入手术前 6 h 禁食。手术前，每位患者都应贴好体外除颤电极片，准备好体外除颤仪，以备在必要时实施体外除颤治疗。ICD 在手术前需要预程控，工程师会协助完成程控 ICD 的日期和时间、自动充放电时间（常为 6 个月）、输入患者信息、手动电容器充放电测试、检查 ICD 的电压和充电时间等步骤，并关闭室性心律失常的检测诊断功能，及室速和室颤的治疗功能。如必要可于术前给予患者一定的镇静药物。

81. ICD 是如何植入的？植入中需监测哪些参数？

ICD 的植入过程与起搏器相似。通常在局麻下实施，左前胸部是 ICD 植入最常用的位置，在除颤中活性机壳可作为一个电极，减少除颤阈值。囊袋距离锁骨应有一定距离，尽量靠近胸部中间，以减少对患者活动的影响。囊袋应分离至皮下组织与胸大肌筋膜之间，注意囊袋与脉冲发生器大小要匹配。如患者胸壁太薄，皮下组织过少，应在肌肉下制作囊袋，避免因脉冲发生器或突出的电极导线刺激皮肤而溃破和感染。经静脉途径植入电极导线的过程与起搏器相同，在此不赘述，通常心室电极应尽可能放置于右心室心尖部，以增加除颤电流经过的心室肌的数量，心房电极置于高位右心房以减少对心室波的远场感知。ICD电极导线与脉冲发生器的连接分为线圈接口与起搏感知电极导线接口，应按相关说明中的指示连接，通常ICD机壳上有直观的连接提示。ICD的植入术中进行测试时，电极到位后，先测试起搏阈值（心房≤1.5 V、心室≤1.0 V）、感知（心房≥2 mV、心室≥5 mV）、起搏电极阻抗（普通电极200～1000 Ω、高阻抗电极700～2000 Ω），后将电极导线与脉冲发生器相连，置入囊袋，通过程控仪再次测试起搏阈值、感知、电极阻抗（起搏电极阻抗200～1000 Ω、高电压电极阻抗30～100 Ω），打开室颤识别和治疗功能，准备好体外除颤仪后测试除颤阈值（应小于ICD最大输出能量10 J以上）等，以保证ICD的各项功能都可以正常运行。如除颤阈值过高，没有足够的安全范围，通过反转电击极性、调整电极位置等无法解决时，在系统允许的条件下可置入上腔静脉、冠状静脉窦线圈或皮下电极。最后缝合各层组织前，先程控关闭室颤识别，以免将缝合时产生的震动误识别为室颤而治疗，待全部缝合完成后，程控打开识别参数，设置各检测区的检测标准与治疗程序，调高心室感知灵敏度（数值降低，可设为0.3 mV或其他）。

82. ICD植入术中如何测定除颤阈值（DFT)?

ICD植入术中除颤阈值的测定步骤通常在深度镇静下进行。在手术开始前，所有患者都应贴上体外除颤电极片，准备好体外除颤仪。术中ICD电极导线与脉冲发生器相连并完成其他术中测试后，给予短效镇静药物，通过1～2 J的低能量同步放电或无痛性测试高电压电极阻抗以证实系统连接的完整。ICD诱发室颤的方法有：电击T波（T-shock）、50Hz的快速猝发脉冲、直流电诱颤等。除颤阈值的测定可以通过在比ICD最大输出能量小10J的安全范围下成功除颤后，逐级下调除颤能量至首次电击失败，或5～6J的电击成功，成功除颤的最低能量被定为DFT。如此在室颤治疗程序中的首次电击能量可设为DFT加10J。上述方法可较精确地测得DFT，但需要多次诱发室颤，有时患者不适应多次室颤后电击的过程，可不必强行寻找成功除颤的最低能量，而是证实除颤安全范围的存在，通过低于ICD最大输出至少10J的能量2次成功除颤，达到植入标准。在DFT测试中，室颤诱发后，第一次电击如不成功，则按预程控的ICD程序，以最大能量进行ICD第二次电击，如最大能量除颤失败，立即进行体外除颤。如除颤阈值过高，没有足够的安全范围，通过反转电击极性、调整电极位置等无法解决时，在系统允许的条件下可植入上腔静脉、冠状静脉窦线圈或皮下电极，然后测试DFT。每次诱发室颤电击后，应了解ICD对室颤的感知、充电时间、阻抗、释放的能量等。

83. 哪些药物可导致DFT的变化？

　　一些患者在植入ICD后因为不同原因需接受抗心律失常药物治疗，药物对ICD的影响有多方面，例如，减慢室性心动过速的频率，影响ICD对室速的识别，影响起搏与除颤阈值，减慢窦性心律的频率或加重传导阻滞，增加抗心动过缓起搏的比例等。就DFT而言，药物与DFT之间的作用复杂，研究结果也不完全一致。有研究提示，阻断快速钠离子内流以及钙通道的药物可使 DFT 升高，而阻断复极相钾外流的药物可降低 DFT。比较确定的影响 DFT 的药物有奎尼丁、丙吡胺、利多卡因、苯妥因钠、氟卡尼、恩卡尼、美西律、胺碘酮、依布利特等，可以增加 DFT；多非利特、索他洛尔可能降低 DFT。但一种药物也可能有不同的影响，比如有研究报道长期服用胺碘酮可增加 DFT，但静脉应用胺碘酮少见即刻的 DFT 变化。除抗心律失常药物外，其他药物对 DFT 的影响还没有明确的答案。总之，当开始使用某类抗心律失常药物，或大幅改变其剂量时，应考虑进行 DFT 测试；当 DFT 发生明显变化时，应考虑到药物因素。

84. 什么是 ICD 植入后的电风暴，其原因是什么？

"电风暴（electrical storm，ES）"的概念出现于 20 世纪 90 年代初期，指的是一种心脏电不稳定状态，表现为在短时间内室速（ventricular tachycardia，VT）或室颤（ventricular fibrillation，VF）多次发作。通常定义为 24 h 内 VT 或 VF 发作≥3 次，需要额外的抗心律失常药物和（或）导管消融以控制反复发生的快速室性心律失常以及相关的 ICD 频繁电击。植入 ICD 的患者发生电风暴的风险较高，可能因为大多植入 ICD 的患者左心室功能较差或有 VT 病史。MADIT-Ⅱ亚组分析中，随访 20.6 个月，因一级预防植入 ICD 的患者 ES 的发生率为 4%。AVID 研究中，随访 31 个月，因二级预防植入 ICD 的患者中，ES 发生率为 20%。电风暴患者通常存在潜在严重的心脏疾病。冠心病患者出现多形性室速风暴强烈提示急性心肌缺血。在较为少见的情况下，ES可以发生在心脏结构正常的患者（例如Brugada综合征、长QT综合征、儿茶酚胺敏感性VT或药物过量等）。电风暴的发生存在多种潜在的机制，目前尚无大型随机研究来证实。可能是自主神经系统与电生理基质（组织瘢痕、缺血、抗心律失常药物的变化、心理压力、腹泻、低血钾、心力衰竭进展、左心室扩大等）的相互作用，产生了电风暴。美国Cleveland医疗中心的研究认为：不明原因者占57%、急性冠状动脉综合征者占14%、心力衰竭恶化者占19%、电解质紊乱者占10%；另有研究认为：65%～71%的电风暴患者有因可循，其中心力衰竭恶化、急性冠状动脉综合征、电解质紊乱等占15%～30%，精神压力占4%～10%，另有部分病例（约20%）是在药物调整过程中发生的。

85. 冠心病心肌梗死后，哪些患者需植入ICD?

目前ICD治疗的主要人群是冠心病心肌梗死后心功能不全的患者，与冠心病心肌梗死相关的ICD植入Ⅰ类指征包括：

（1）心肌梗死后至少40天，NYHA Ⅱ～Ⅲ级，LVEF<35%的患者，有指征植入ICD。（证据等级：A级）

（2）心肌梗死后至少40天，因心肌梗死引起左心室功能不全，LVEF<30%，NYHA Ⅰ级的患者。（证据等级：A级）

（3）因为陈旧性心肌梗死引起非持续性室速，LVEF<40%，且在电生理研究时可诱发VF或持续性VT的患

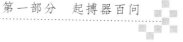

者，有指征植入 ICD。（证据等级：B 级）

86. 哪些肥厚型心肌病患者需要植入 ICD?

肥厚型心肌病是以心肌非对称性肥厚，心室腔变小，左心室血液充盈受阻，左心室舒张顺应性下降为主的心肌疾病，其临床表现为气急、心绞痛、乏力、头晕、心悸、心力衰竭、晕厥，甚至猝死。患者出现症状后 10 年，其猝死的发生率为 10%。与肥厚型心肌病相关的 ICD 指征包括：具有 ICD 植入 I 类适应证的肥厚型心肌病患者；或有心脏性猝死 1 项或 1 项以上主要危险因素（包括：曾有心脏停搏、自发性非持续性 VT、SCD 家族史、晕厥、左心室壁厚度≥30 mm、运动时血压异常）的肥厚型心肌病患者，也需要植入 ICD 治疗。（证据等级：C 级）

87. 哪些致心律失常性右心室发育不良型心肌病患者需要植入 ICD?

致心律失常性右心室发育不良，又称心律失常型心肌病，是一种右心室心肌部分或全部由纤维或脂肪替代为主要病理改变的少见疾病，其临床表现为心脏增大、右心衰竭，可反复发生快速室性心律失常。与其相关的 ICD 植入指征包括：具有 ICD 植入 I 类适应证的致心律失常性右心室发育不良患者，以及致心律失常性右心室发育不良/心肌病（arrhythmogenic right ventricular dysplasia/cardiomyopathy，ARVD/C）患者，有心脏性猝死

1 项或以上危险因素（包括电生理检查时诱发 VT、非侵入性监护仪检测到非持续性 VT、男性、严重的右心室扩张、右心室广泛受累），植入 ICD 以预防 SCD 是合理的。（证据等级：C 级）

88. 哪些 Brugada 综合征患者需要植入 ICD?

Brugada 综合征与心脏结构正常者的心脏性猝死相关，是一种有多种临床表现的常染色体显性遗传疾病，其特征为常规 $V_1 \sim V_3$ 导联表现为右束支传导阻滞，伴持续性 ST 段抬高，可发生室颤或自限性多形性室速等恶性室性心律失常，导致患者晕厥甚至猝死，目前尚无好的药物治疗。其相关的 ICD 植入指征包括：具有 ICD 植入 I 类适应证的 Brugada 综合征患者；以及有过晕厥的 Brugada 综合征患者，ICD 植入是合理的（证据等级：C 级），Brugada 综合征患者被记录到未导致心脏停搏的室速，ICD 植入也是合理的（证据等级：C 级）。

89. 哪些非缺血性扩张型心肌病患者需要植入 ICD?

非缺血性扩张型心肌病是指由于高血压或其他非心肌缺血的原因所致的心脏扩大、心力衰竭、心律失常等心肌病变。心脏扩大，伴心功能不全患者中心律失常所致的猝死占总死亡率的 30%～60%，其中相关的 ICD 指征包括：

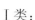

Ⅰ类：

● 非缺血性扩张型心肌病患者，LVEF≤35%，NYHA Ⅱ～Ⅲ级，有指征植入 ICD。（证据等级：B级）

Ⅱa类：

● 对于不明原因晕厥伴显著左心室功能不全的非缺血性扩张型心肌病患者，ICD 植入是合理的。（证据等级：C级）

Ⅱb类：

● LVEF≤35%的非缺血性心脏病患者，且 NYHA Ⅰ级，ICD 治疗也许可以考虑。（证据等级：C级）

90. 儿科患者和先天性心脏病患者中 ICD 治疗的建议有哪些？

儿科患者以及先天性心脏病患者植入 ICD 的指征与成人相仿，但就目前的统计其 ICD 的植入量仅为成人的 1%。儿童和青少年患者植入 ICD 的主要原因为：先天性心脏病、心肌病、与遗传有关的心律失常综合征。故对其植入 ICD 的建议有：

Ⅰ类：

● 心搏骤停的幸存者，在评估确定了事件病因并排除了任何可逆转的原因后，有指征植入 ICD。（证据等级：B级）

● 与先天性心脏病有关的症状性持续性 VT 患者，在经过血流动力学和电生理评估后，有指征植入 ICD。在经仔细挑选的患者中，导管消融或外科修补可能亦是选择。（证据等级：C级）

Ⅱa类：

● 先天性心脏病患者反复发生不明原因晕厥，并伴有心室功能不全或电生理检查时可诱发的室性心律失常，植入 ICD 是合理的。（证据等级：B 级）

Ⅱb 类：

● 反复发生与复杂先天性心脏病以及严重心室功能不全有关的晕厥的患者，当彻底的侵入性和非侵入性检查都未能确定病因时，也许可以考虑植入 ICD。（证据等级：C 级）

Ⅲ类：

● 所有 ICD 植入的Ⅲ类指征，也同样应用于儿科患者和先天性心脏病患者，在这些患者人群中，不应植入 ICD。（证据等级：C 级）

91. ICD 中心室感知与抗心动过缓起搏器有何不同？

ICD 的心室感知与抗心动过缓起搏器有所不同。因为 ICD 既要有足够的感知灵敏度，以感知到低幅的颤动波，及时发放治疗；同时又要避免感知过度，如对 T 波、肌电信号、远场信号等的误感知，从而避免部分误识别而产生误放电。这就要求 ICD 在感知中采用动态的方式，常见的有自动调整感知灵敏度与自动增益控制两种。自动调整感知灵敏度，其设置的心室感知灵敏度是 ICD 在心室所能感知的最低振幅，在感知或起搏的心室波后，感知灵敏度数值会按一定规则升高（感知灵敏度降低），随后按一定的时间常数衰减，最低不低于设置的心室感知灵敏度数值（最高感知灵敏度），其中还设有一些空白期，从而避免对 T 波等信号的误感知，又能感知到低幅的颤动波；对于自动增益控制，当主导节律由窦性节律转为室颤时，放大器的增益按一定规则自动增高，使低幅的颤动波被感知，恢复窦性心律时，心室波增大，增益自动下降，避免对 T 波等信号的误感知。目前 ICD 的心室感知主要采用自动调整感知灵敏度的方法。

92. ICD 植入后常见并发症有哪些以及如何处理？

ICD 相关的并发症包括植入过程中的并发症和植入后的并发症。植入过程中的并发症包括锁骨下静脉穿刺引起气胸、心肌穿孔、电极刺激引起的各种心律失常或诱颤后室颤无法终止等；植入后并发症中，与机器相关的近期并发症有血肿形成、电极脱位等，远期有囊袋感染、血栓形成、电极导线断裂或绝缘层破坏等，处理与起搏器手术并发症相似，在此不赘述。就 ICD 而言，其体积较大，如囊袋过紧，易磨损皮肤继发感染，一旦发生，同起搏器囊袋感染的处理一样，应取出感染的 ICD 系统。植入后并发症中，与心动过缓起搏治疗相关的并发症有起搏器综合征、起搏介导的心动过速、心外组织刺激等；与心动过速治疗相关的并发症包括频繁放电、无效治疗、延迟治疗等。在此主要讨论与心动过速治疗相关的并发症。频繁放电会增加患者的痛苦和心理压力，其原因可能是反复快速室性心律失常发作引起的正确 ICD 治疗，也可能是快速室上性心律失常或误感知引起的误放电。如为反复快速室性心律失常发作，24 h 内发生 3 次或以上称为电风暴，需要明确病因后予以抗心律失常药物等控制其发作。一般情况下，可采用药物或导管消融控制频繁快速室性心律失常发作，也可考虑调整 ICD 治疗方案中 ATP 的应用，以减少患者痛苦，延长 ICD 使用寿命。如为误放电，可能的原因及处理在后续问题中会进一步阐述。无效治疗包括 ATP 失败和除颤失败，应随访检查系统的完好性，排除导管断裂、导管移位、电池耗竭等因素，测定起搏阈值和除颤阈值，排除阈值升高导致的无效治疗，排除其他原因后，调整 ATP 方案。对于除颤失败，可采用增加除颤能量、改变除颤极性、调整电极导线位置、增加除颤电极导线等方法来解决。延迟治疗的原因可能是感知不良、检测标准不当、ICD 故障等。感知不良应通过随访明确原因，调整参数设置；而抗心律失常药物等原因使室速频率减慢，低于检测标准，或增强功能的打开降低了检测敏感性，可导致延迟治疗，需调整检测标准；ICD 如暴露于磁场等环境下，可能失灵，或者其本身存在故障，需排除，此种情况发生的可能性较小。总之，应在专业人员指导下定期随访ICD，一旦有并发症的临床表现，应及时联系 ICD 专业人员进行检查处理。

93. 哪些患者需要植入单腔 ICD？哪些患者需要植入双腔 ICD？哪些患者需要植入CRT-D？

ICD 的功能包括抗心动过缓起搏与抗心动过速治疗，就抗心动过缓起搏而言，单腔与双腔的选择不在此过多叙述，一般而言，有心动过缓起搏指征尤其是病态窦房结综合征的患者，选择双腔 ICD 可能更为可取，其可以利用先进的抗心动过缓模式，尽可能减少心室起搏，提供生理性起搏方案。有流出道梗阻的肥厚型心肌病患者和长 QT 综合征的患者也可能从双腔 ICD 的抗心动过缓起搏功能中受益。对于有阵发性房性心律失常的患者，双腔 ICD 可能更为有益，因为目前的双腔 ICD 不但具备模式转换功能，而且双腔 ICD 也可通过房室关系的分析，减少或消除 ICD 对快室率房颤或房扑的不适当治疗；另外，心房起搏可能会减少阵发性房性心律失常的发生；有些双腔 ICD 有抗房性心律失常的功能；在使用抗心律失常药物控制房性心律失常而导致心动过缓的情况下，双腔 ICD 可提供生理性起搏。

单腔 ICD 具有价格较低、植入过程相对简单、心血管内电极导线少、机器寿命相对长等优点。早期的单腔 ICD 对室性心动过速的识别的准确性不如双腔 ICD，但近年来针对室性心律失常的模式的改进，使其对心动过速的识别准确率和误识别率已与双腔 ICD 相仿。因此，对于无心动过缓起搏指征、无阵发性房性心律失常以及不需要双腔起搏，如流出道梗阻的肥厚型心肌病的特定患者，单腔起搏器都是适用的，如慢性房颤且心功能正常的患者可以植入单腔 ICD。年幼的患者选择单腔 ICD 可尽量减少心血管内电极导线数，年龄较大无法耐受长时间手术的患者选择单腔 ICD 可缩短手术时间、减少并发症。

此外，心功能不全的患者发生室性心律失常的危险性较高。CRT-D 通常应用于同时符合 CRT 植入指征与 ICD 植入指征的患者，ICD 的植入指征见前述，CRT 的植入指征可参考相关慢性心力衰竭诊治的指南。

94. ICD 治疗时患者的感觉如何？

ICD 的治疗包括抗心动过速治疗与抗心动过缓起搏。对于抗心动过缓起搏，与起搏器相同，在心室起搏时，部分患者可因为房室不同步或室内不同步而出现血流动力学障碍，表现为乏力、气促、头晕、咳嗽等症状的起搏综合征，可伴有血压的下降，通过减少心室起搏比例，症状可好转。抗心动过速治疗，包括抗心动过速起搏、低能量同步电复律、高能量除颤。抗心动过速起搏（ATP）是通过频率比心动过速更快的短阵快速刺激终止室速，部分患者可稍有心悸；低能量同步电复律使用的能量较低，患者可在心悸后有轻度的电击感；高能量除颤患者在极快的心室率引起心悸、头晕等症状后，随即会有明显的电击感，有患者描述感觉如同心前区猛然被拳击。如抗心动过速治疗未能及时终止心动过速，引起血流动力学明显变化，患者在心悸、头晕、电击感等症状后，甚至会晕厥，严重时死亡。因此患者如感觉到 ICD 放电，应及时联系 ICD 专业人员进行随访，如有明显严重的症状或连续多次电击，更应及时联系 ICD 专业人员尽早进行 ICD 的随访。

95. ICD 植入后如何进行随访？

ICD 植入后，必须常规随访，这点在 ICD 植入前应向患者说明。随访的目的是为了检查系统的完整性与诊断治疗的有效性，从而尽可能保证患者的安全、减少患者的痛苦。

对于随访时间的选择目前尚有争议，通常在植入后1～2个月进行随访，此后每间隔6～12个月再次随访，在发现ICD电池电压下降后，应缩短随访间期至1～3个月，以便及时发现更换指征。其他情况，如发生ICD电击，应在24 h内安排ICD随访；如发生ICD电击并伴有晕厥、胸痛等症状，或24 h内连续发生2次或2次以上的ICD电击，应立即联系ICD相关医务人员进行ICD程控检查，明确是否需要调整ICD设置或入院采用其他治疗和处理。此外，在开始使用某类作用于心脏的药物，或大幅改变其剂量，以及发生其他显著临床变化时，也应联系相关人员安排ICD的随访。

ICD的随访内容还包括相关病史的采集，ICD植入部位的体检，评估ICD电池电压、充放电时间以及电极状况，检查所有事件的文件和心电图记录，决定是否需要修改参数，最后保存相关报告存档。相关病史采集包括心律失常相关症状如心悸、胸痛、头晕、晕厥等，有无ICD电击感，近期生活或治疗上有无特殊变化等。因ICD体积较大，对ICD植入部位附近检查时，应注意囊袋附近皮肤有无红肿、溃破等感染征象，同时检查皮下附近可触及的导线的情况。此后，询问ICD状况，了解ICD的电池电压、充电时间、电极阻抗（起搏阻抗与高压阻抗）等，并进行ICD起搏感知阈值的测试，判断ICD工作环路是否正常，检查所有事件的记录，包括对快速性心律失常是否能够正确识别与治疗，以及对于缓慢性心律失常治疗时起搏百分比的评估；其后决定是否需要调整ICD的识别与治疗参数，保存相关资料。此外，对于要进行外科手术的患者，术前也应进行ICD的随访，以根据患者情况决定是否需要采用特定的临时设置，并在术中做好相应准备。

96. 如何判断 ICD 电池耗竭需要更换？

ICD 使用过程中，电压逐渐下降，通过 ICD 的定期随访，在询问 ICD 时可显示 ICD 的电池电压。不同厂家，甚至同一厂家不同型号的 ICD，有不同的择期更换指征（elective replacement indicator，ERI）和终末指征（end of life，EOL）的电池电压参考值，通常会在 ICD 询问界面显示，随访门诊亦应准备好 ICD 的 ERI 电池电压表。当随访中发现 ICD 电池电压下降时，应缩短随访间期至 1～3 个月，以保证及时检测到 ERI 电压。当到达 ERI 电压后，距离 ICD 电池完全耗竭的时间随不同的 ICD 以及不同的使用情况也各不相同，通常应准备在 3 个月内更换。当询问 ICD 时发现电池电压降至 EOL，应考虑立即更换 ICD，因为 EOL 提示在 ICD 电流消耗增大如电容器充电时，电池电压将低于有效水平，此时 ICD 可能会自动改变一些治疗模式以减少耗电，但无法保证可靠的功能。一些厂家的 ICD 在电池电压到达 ERI 时，会发出嗡鸣声提醒患者就诊。ICD 的充电时间也是电池与电容器的观测指标，有些厂家用充电时间来提示 ICD 的 ERI 与 EOL 指征。此外，遥测失灵也可能是电池耗竭的标志。总之，ICD 植入后患者应在专业医务人员和工程师的指导下，定期随访 ICD，以及时发现电池耗竭。

97. ICD 误放电的可能原因及处理？

ICD 误放电的可能原因包括对室上性心动过速（室上速）和无心律失常时的误感知。室上速的心室率达到 ICD 检测标准，是 ICD 误放电最常见的原因，有 $70\% \sim 80\%$ 的 ICD 误放电是由室上速引起的，包括窦性心动过速（窦速）、房性心动过速（房速）、心房颤动（房颤）、心房扑动（房扑）、房室及房室结折返性心动过速等。病史采集中，如有室上速病史、ICD 放电前正在进行体力活动（窦速）、超过两次的连续电击（窦速电击无效）等可能提示室上速引起 ICD 误放电。ICD 存储的心电图可能也有一些特征，如房颤不规则的心室律、远场电图与近场电图相似等；对于双腔 ICD，通过心房通道可记录到心房波快于心室波、房室 1∶1 的关系或碎裂的心房波等。其中需注意双重心动过速，如在房颤伴室速（心室律规整、心室波与基础状态时不同），以及室房 1∶1 逆传等情况。对于室上速引起 ICD 误放电的处理，包括① 重新设置 ICD，如提高识别频率或打开增强功能等，增强功能有猝发性（区分窦速）、稳定性（区分房颤）、心内电图的宽度和波形变化（区分无差异性传导的室上速）、P-R 关系（需有心房电极）等；② 通过药物或导管消融治疗室上速。无心律失常时的误感知包括对 T 波、远场 P 波、肌电位的误感知，宽 QRS 波双倍计数，导线故障、螺丝松动、电极脱位等产生的误感知，起搏脉冲和心室波双倍计数以及电磁干扰等，应在分析出原因后予以对应处理，如降低心室感知灵敏度、更换或重置电极导线、拧紧螺丝、去除干扰等。

98. 什么是快速室性心动过速患者中 ICD 的无痛性治疗?

虽然大部分患者可以较好地耐受 ICD 治疗,但仍有 30%～50% 的患者在植入 ICD 后会产生心理压力,其主要的原因是 ICD 高能量电击所产生的痛苦。许多研究已发现生活质量评分的下降与经历高能量电击之间有直接关系。

对 ICD 所存储心电图的研究分析发现,ICD 患者自发的快速室性心律失常中,绝大多数是室速或快室速,其比例是 85%～90%,只有约 10% 是室颤。ICD 患者室速最常见的机制是瘢痕相关性折返,而折返相关性心动过速的特点是可通过起搏刺激诱发或终止。

ICD 可自动发放抗心动过速起搏 (anti-tachycardia pacing,ATP) 治疗,从而无痛苦地终止室速。ATP 治疗的机制是发放稍短于心动过速周长的短阵起搏刺激,进入折返环路,使心动过速波阵前缘可兴奋的间隙组织除极,使其处于不应期,从而终止心动过速。起搏刺激能否进入折返环路并终止心动过速取决于多种因素,包括起搏部位是否靠近折返环、心动过速的周长、可兴奋间隙的大小、起搏刺激的设置等。如果室速频率过快、可兴奋间隙小以及起搏部位远离折返环,则 ATP 治疗较难终止室速,而且有可能使室速加速甚至变为室颤。因此,治疗程序中 ATP 后应设置高能量电击以作为后备。

大量研究证实,对于频率较慢的室速,ATP 有效终止率为 85%～90%,而使心动过速进一步加速的概率较低，为 1%～5%。近期对于快室速（平均心动周期 240～320 ms）的研究发现，ATP 治疗同样具有相似的高成功率、低加速率与晕厥率。因此，ATP 可能会成为 ICD 的主要治疗手段，而高能量电击仅作为后备治疗。减少高能量电击不仅可以减轻患者痛苦，而且在一定程度上延长了 ICD 的使用时间。

对于慢性缺血性心脏病患者，单形性室速通常是由折返所致，因此 ATP 治疗成功率高；而在非缺血性扩张型心肌病中，单形性室速发生率低，而且较少由折返引起。在不同的 ICD 人群中，是否需要优化 ATP 方案仍不明确。

99. 植入 ICD 的患者为何还需药物治疗？

植入 ICD 的患者通常还需抗心律失常药物治疗，其主要原因有：

（1）治疗快速室上性心律失常，如房颤、房扑、室上速等。

（2）减少室性心律失常的发作。通过药物治疗，尽可能减少室性心律失常的发作，在减少患者痛苦的同时，也可延长 ICD 的使用时间。

（3）减慢快速室性心律失常的频率。通过药物减慢室性心律失常发生时的频率，减小对患者血流动力学的影响，同时增加 ATP 无痛治疗的比例与成功率。

（4）其他必要的药物治疗。

100. 哪些患者不适合植入 ICD 治疗?

患者是否需要行 ICD 植入治疗,主要依赖于患者的病因,疾病的严重程度,患者对植入手术本身的耐受度和对术后电击治疗的耐受度,以及所谓的效益和费用比。ICD 植入的相关Ⅲ类指征包括:

● 对于无法以较好的状态存活至少 1 年的患者,即使满足 ICD 植入的Ⅰ、Ⅱa 及Ⅱb 类标准,也不应予以植入 ICD 治疗。(证据等级:C 级)

● 对于频繁发作室速或室颤的患者,不应植入 ICD。(证据等级:C 级)

● 对于患有严重精神疾病的患者,如果 ICD 植入可能加重其精神疾病,或精神疾病可能妨碍 ICD 随访,则不应植入 ICD。(证据等级:C 级)

● 对于 NYHA Ⅳ级的药物难治性充血性心力衰竭患者,如果不是准备进行心脏移植或植入 CRT-D,则无指征植入 ICD。(证据等级:C 级)

● 对于不明原因晕厥的患者,如不能诱发室性心动过速且无器质性心脏病,不应植入 ICD。(证据等级:C 级)

● 当室颤或室速应通过外科或导管消融治疗时(例如与预激综合征相关的房性心律失常、右心室或左心室流出道室速、特发性室速或无器质性心脏病的束支折返性室速),无指征植入 ICD。(证据等级:C 级)

● 无器质性心脏病、因完全可逆转的疾病(例如电解质紊乱、药物或创伤)引起室速的患者,不应植入 ICD。

（证据等级：B级）

101. 什么是临时起搏？临时起搏有哪些方法？

临时心脏起搏是指临时植入起搏电极，用体外临时起搏器作为临时起搏治疗或诊断的一种起搏方法。临时起搏电极放置的时间根据起搏目的不同而定，对于诊断和保护性起搏，达到目的即可拔除起搏电极。而治疗性起搏则一般放置时间为1周，最长不应超过4周，如需继续起搏治疗则应植入永久性心脏起搏器。临时起搏的类型应包括心室起搏、心房起搏和双腔起搏，其中心室起搏是临时起搏的最常用类型。临时心脏起搏的方法有以下几种：经皮心脏起搏、经食管心脏起搏、经胸壁穿刺起搏、经静脉心内膜起搏和开胸心外膜起搏。临时起搏方式的选择通常取决于当时的情况，如情况紧急，可采用经皮心脏起搏或经胸壁穿刺起搏，一旦稳定则改用经静脉起搏。

（1）经皮心脏起搏（经胸壁紧急起搏）：是速度最快的一种临时起搏方法。采用Zoll起搏除颤器，同时具有体外起搏和除颤功能，电极板放置位置一般为阴极板置于左肩胛下，阳极板置于胸骨左下缘，根据情况调整起搏参数。经胸壁起搏并发症很少，主要是可引起胸大肌抽搐跳动及胸痛，短期使用患者一般可以耐受。但其最大的缺点是不能保证持续稳定的心脏起搏，可靠性低，通常待生命体征稳定后应改为经静脉起搏。

（2）经食管心脏起搏：通常用于诊断和终止室上性折

返性心动过速。不需要穿刺静脉及 X 线透视，主要是起搏心房，对起搏心室效果较差。

（3）经胸壁穿刺起搏：仅用于临床急救。在剑突下或胸骨左缘第 4 肋间，穿刺到心室壁，植入起搏电极，进行临时起搏。该方法风险大，易损伤心肌或冠状动脉导致心脏压塞，易引起气胸及血气胸，目前已经不再应用，为经皮起搏所替代。

（4）经静脉心内膜起搏：是目前最常用的临时起搏方法，一般临时心脏起搏 95％以上采用经静脉途径。该方法稳定性高，较可靠，易耐受。通常采用单腔按需起搏器，即 VVI。一般如患者情况允许应尽量在 X 线透视指引下进行。如情况紧急或患者不能搬动时也可在床旁行盲插或应用带漂浮球囊的临时起搏电极。

（5）开胸心外膜起搏：一般用于心脏手术过程中或已进行开胸心脏按压的患者，直接将起搏电极缝在心室表面进行心外膜起搏。

102. 临时起搏的临床用途有哪些？

临床上，临时心脏起搏已被广泛应用于各种急性病因导致的严重心动过缓的紧急起搏治疗，亦可用于终止或预防某些心动过速的发作。在进行某些复杂冠状动脉造影、心脏血管介入治疗以及某些心脏大手术时，可进行预防性或保护性临时起搏。在对某些心律失常进行电生理检查及评价窦房结功能时，可以进行诊断及研究性临时起搏。因此，临时起搏的临床用途应包括治疗性、预防性、诊断及研究性起搏等。

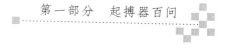

103. 哪些患者需要植入临时起搏器？

临床上需要植入临时起搏器的情况主要包括治疗性和保护性起搏：

（1）一般治疗性起搏：各种急性疾病或临时因素（如急性心肌梗死、急性心肌炎、药物中毒或电解质紊乱、心脏外伤或外科手术、射频消融术）引起的严重窦性心动过缓、窦房结功能不良或严重的房室传导阻滞患者，估计经病因治疗或去除诱发因素后可以很快恢复，应首先采用临时起搏过渡。对药物治疗无效、不宜用药物或电复律有很大风险的快速性心律失常又伴有严重的缓慢性心律失常者（如反复发作的室速、室上速、房颤、房扑等）可采用临时起搏保护下电复律或进行超速起搏治疗。

（2）预防性或保护性起搏：对于冠状动脉造影等心脏血管介入性导管治疗及心脏手术时，特别是复杂病变或危重患者及伴有严重的缓慢性心律失常或传导功能不良的患者；快速性心律失常，应用药物或电复律治疗有顾虑者；心律不稳定患者或起搏器依赖者在安置永久性心脏起搏或更换起搏器时；伴有心动过缓或虽无心动过缓但心电图有双束支传导阻滞、不完全性三分支传导阻滞及其他严重的缓慢性心律失常患者，准备进行全身麻醉及大手术时，均应根据情况予以保护性临时起搏。

（3）诊断及研究性起搏：快速性心房起搏诊断缺血性心脏病，评估窦房结功能、房室结功能，房室结和希氏束间的阻滞部位的测定，诱发室上性或室性心动过速等。

104. 临时起搏电极导线植入的静脉途径有哪些?

可供临时起搏电极导线植入的静脉途径有股静脉、锁骨下静脉、颈内静脉、颈外静脉及肱静脉。目前一般都采用静脉穿刺法,通常多选用股静脉、锁骨下静脉或颈内静脉。

(1) 股静脉途径:股静脉为下肢静脉干,其上段位于股三角内。股三角的上界为腹股沟韧带,外侧界为缝匠肌的内侧缘,内侧界为长收肌的内侧缘,前壁为阔筋膜,后壁凹陷由髂腰肌、耻骨肌及其筋膜所组成。在股三角内,由外向内分别是股神经、股动脉和股静脉。股静脉穿刺时,以股动脉搏动为标志。在腹股沟中、内 1/3 交接处扪及股动脉搏动最明显处,取其下方 2～3 cm、内侧 0.5～1.0 cm 处为穿刺点。局部麻醉后以另一只手触压股动脉搏动点帮助定位并保护股动脉免被误穿损伤,穿刺针与皮肤成 30°～40°进行穿刺。穿刺成功后,分别依次插入引导钢丝、扩张套管及起搏电极导线。经股静脉途径是国内应用较多的方法,该方法操作简单,并发症相对较少,但导管不易固定,感染机会也相对较多。

(2) 锁骨下静脉途径:锁骨下静脉是腋静脉的延续,位于肋-锁-斜角肌三角内。由于锁骨下动脉位置较深,其搏动大部分难以触及,仅在少数消瘦的人可触及外段搏动,因此锁骨下静脉穿刺多为盲穿或在 X 线透视指导下穿刺。患者取头低脚高位,头偏向对侧,取锁骨下缘约 1 cm 锁骨中内 1/3 交点处进针。穿刺针贴近皮肤或与皮肤约成

15°向内向上穿刺，针头方向指向胸骨上凹或喉结，保持针管内负压进针，穿刺成功后应在 X 线透视下送入引导钢丝，并在证实确实送入右心并达下腔静脉后方可置入扩张管或鞘管，以防误穿动脉。若穿刺针误穿至锁骨下动脉，应立即拔出针头并局部压迫数分钟，一般无不良反应。若鞘管已经误入锁骨下动脉，则绝对不能拔出，应紧急请胸外科医生处理。对于严重慢性阻塞性肺疾病合并肺气肿的患者应尽量避免采用锁骨下静脉途径，以防气胸及血气胸。

（3）颈内静脉途径：颈内静脉位于颈动脉的外侧，在锁骨与胸锁乳突肌锁骨头形成的三角内。患者头转向对侧，穿刺部位在胸锁乳突肌中缘与外侧缘所构成的三角顶端处穿刺，也可在中、下端处进针。可先以细针局麻并穿刺确定静脉部位，之后再用穿刺针行静脉穿刺。在 X 线透视下，证实引导钢丝进入右心房、下腔静脉后再送入扩张管和鞘管，随后送起搏导管到达右心室。左右两侧颈内静脉均可用于穿刺插管，以右侧颈内静脉应用为多，比较容易到达右心室，因其管径较粗大，与上腔静脉和右心房几乎成一直线，且右肺尖和胸膜也比左肺低，不易碰到大的胸导管。穿刺时不宜进针过深或偏内，避免损伤胸膜顶端或颈动脉。如误穿颈动脉即应退针后压迫止血，以避免血肿形成。

105. 临时起搏植入术中常见的并发症有哪些？

临时起搏植入术的并发症比较常见，多数与永久起搏器并发症相同。并发症的发生率与术者的技术水平、起搏器导管保留时间的长短以及手术后起搏系统护理状况等密切相关。

(1) 导线移位：为临时起搏植入术最常见的并发症。电极导线移位常导致起搏失灵，有时虽然可以继续起搏，但起搏阈值明显升高或 QRS 波形态发生改变。导线移位在心电图表现为不起搏或间歇性起搏，X 线显示电极头位置移动，大多需要重新调整电极。如只是微脱位，阈值升高，可以通过增加起搏器输出电压和脉宽尝试是否能够正常起搏。

(2) 心肌穿孔：由于临时起搏导线质地较硬，如果患者心脏较大，心肌较薄，植入过程中导线头端过分顶压或心内穿刺位置过高，可能导致心肌穿孔，该并发症的总体发生率相对较低。过多的肢体活动可能增加穿孔的发生率。患者常诉心前区疼痛，可闻及心包摩擦音。心肌穿孔会造成起搏中断或间歇性起搏，阈值升高。起搏心电图由左束支传导阻滞图形变为右束支传导阻滞图形，超声心动图可见心包积液，X 线显示起搏导管头端伸出心影之外。需要将导管后撤并重新放置电极导线位置。一般不会造成严重后果。

(3) 导管断裂：因导线质地硬，柔韧性差，若反复使用、放置时间长及体位活动过多，可能发生导管不完全性断裂，导致间歇性起搏或不起搏，需要重新更换导管。

(4) 膈肌刺激：由电极导线插入位置过深，靠近膈神经，或导线穿出心肌组织所致。患者感觉腹部跳动感或引起顽固性呃逆（打嗝），可将导线退出少许或重新调整位置，症状即可消失。

(5) 心律失常：心腔内放置任何导管均可能诱发心律失常。临时起搏术中最常见的心律失常是室性异位心律。

（6）穿刺并发症：此类并发症直接与手术者的经验水平有关。常见的有皮下血肿、动静脉瘘、气胸、血胸、血气胸、气栓等。锁骨下静脉穿刺的气胸、血气胸发生率较高；而选择颈内静脉途径，误穿刺动脉的比例要高一些；股静脉穿刺则多见静脉血栓及感染。

（7）感染：穿刺局部处理不当或电极导管放置时间过长，可能引起局部或全身感染。一般程度较轻，应用抗生素或拔除导管后感染即可控制。一旦发生感染，应尽快拔除电极导管，并进行细菌培养及药敏试验以指导用药。如仍需临时起搏治疗，则必须在抗感染治疗的同时另选静脉途径植入新的临时起搏导管。临时起搏导管留置时间一般不超过 4 周。

第二部分 临床心电生理百问

1. 什么是心脏电生理检查？

心脏介入性电生理检查是以整体心脏或心脏的一部分为对象，记录心内心电图、标测心电图和应用各种特定的电脉冲刺激，由此诊断和研究心律失常的一种方法。对于窦房结、房室结功能评价，预激综合征旁路定位，室上性心动过速和室性心动过速的机制研究，以及筛选抗心律失常药物和拟定最佳治疗方案，均有重要意义。

2. 电生理检查的适应证有哪些？

心脏电生理检查是一种评价心脏电功能的精确方法，它允许医生在可控制的条件下确诊心律失常（即异常的心脏节律）。

主要适应证是各种心律失常：

（1）检查窦房结功能。

（2）确定房室传导阻滞的精确部位。

（3）对预激综合征进行精确分型。

（4）鉴别异位激动的起源（如室上性激动与室性激动的鉴别）。

（5）明确某些异位性心动过速的折返机制。

（6）对某些复杂的心律失常揭示发病的特殊机制及某些特殊电生理现象（如隐匿性传导、裂隙现象等）。

3. 电生理检查的术前检查有哪些？术前是否需要停药？

术前检查包括血常规、血生化、出凝血时间、X线胸片、超声心动图、静息时和心律失常发作时的心电图。对于患有心力衰竭、心肌缺血及电解质异常者应给予治疗并充分控制，有助于提高患者的耐受性。高血压患者术前应尽可能使血压控制在理想水平。对于持续性心房颤动（房颤）和心房扑动（房扑）患者，在手术进行前需要给予4周有效的抗凝治疗并进行食管超声排除心腔内血栓的存在。

术前停药：对于准备接受心电生理检查和射频消融治疗的患者，术前应停用抗心律失常药物至少5个半衰期，以免术中不能诱发心律失常或不能显示相关的电生理特点。对于准备安装永久性人工心脏起搏器的患者应停用阿司匹林或其他抗血小板药物至少5天，以防囊袋出血。

4. 电生理检查时如何进行血管穿刺与导管放置？

虽然无统一的电生理检查的方法，但穿刺技术都是相同的。贵要静脉、锁骨下静脉、颈内外静脉和双侧股静脉均可作为穿刺点，插入导管数量和穿刺点同样是由电生理检查的目的和操作者习惯决定的。

一般室上性心动过速电生理检查时通常插入4根导

管，即高位右心房、希氏束、右心室和冠状静脉窦导管。有的导管室习惯从左右侧股静脉插入高位右心房、希氏束和右心室导管，从左锁骨下静脉插入冠状静脉窦导管，也可以选择从左侧贵要静脉、颈内外静脉和股静脉等插入。在右心系统进行电生理检查时是否进行肝素化没有统一的要求，但进入左心系统则必须使用肝素并需肝素化。

5. 电生理检查的刺激技术及常用方法有哪些？

电生理刺激技术是心电生理研究的常用技术，在心腔内电图记录的基础上，在患者自身窦性心律或心脏调搏的基础上进行心房或心室的加速起搏法，或程序输入一个或多个期前刺激去观察心脏电活动的变化。

刺激方法：

（1）直接起搏：以固定的频率或周长进行起搏刺激（S_1S_1）。起搏频率比基础心率快以保证夺获自主心律。

（2）短阵快速起搏：以固定频率的一个相对较短的脉冲间距进行刺激，以达到 1：1 夺获，每次起搏均获得较快的心率直到预设的最大心率或最小周长。常用来诱发或终止心动过速。

（3）分级递增起搏：开始以略高于基础心率的 S_1S_1 进行连续刺激，持续 15～60 s，然后间隔 1～2 min，以较快的频率再次进行 S_1S_1 刺激，如此继续进行，每次递增频率 10 次/分，直到逐步增加到 170～200 次/分或出现房室传导阻滞现象为止。可用于：窦房结恢复时间测定、房室或旁路有效不应期测定、房室双径路的检测及预激综合征和旁路的研究等。

（4）早搏刺激：在一固定数目的心搏（可以是自发心搏，或以固定周长起搏的心搏，即 S_1S_1）后引入一周长较短的刺激称为早搏刺激（S_1S_2）。观察刺激的反应后，重复这一过程，进行性缩短 S_1S_2 间期。有时需要引入两个（S_2S_3）或者三个早搏（$S_2S_3S_4$）。

（5）Ramps 刺激：是一种组合的连续刺激，后一组刺激与前一组刺激间期不同。通常采用频率递增或间期递减刺激，直到达到设定的心率为止。

（6）超速序列刺激：以非常快的频率（常用的周长为 $10\sim60ms$）发放一系列刺激，在植入 ICD 时为了测试除颤阈值等参数，需要诱发心室颤动（室颤），如果电击 T 波（T-shock）不能诱发，常用这种高频或较强的刺激来诱发室颤。

6. 电生理检查中常用的药物有哪些？

（1）异丙肾上腺素：见效快、半衰期短，是电生理检查中最常用的药物。静脉用此药提高基础心率后，缩短了心脏各系统组织的不应期，提高心肌和传导系统传导能力，电生理检查时常用此药物增加室上性和室性心律失常的诱发率，以及验证导管消融是否成功。本药禁用于冠心病和高血压的患者。

（2）阿托品：对于有高血压和冠状动脉粥样硬化性心脏病患者，同时无青光眼、前列腺肥大等禁忌证时可用阿托品代替异丙肾上腺素，以增加心律失常诱发率。

（3）腺苷三磷酸（ATP）/腺苷：半衰期短、代谢快、副作用小、可反复使用，主要对房室结和窦房结有短暂抑制作用，同时可能缩短心房肌的不应期和房室旁路的不应期，对心室肌几乎无影响。临床上主要用于终止阵发性室上性心动过速，其急性终止率达 90%～100%，其转复室上性心动过速疗效与维拉帕米相似。由于 ATP 注射于体内后迅速代谢成腺苷，所以其作用与腺苷相似，且性价比高，国内常用 ATP。

7. 电生理检查有无风险？

电生理检查的并发症发生率相对较低，特别是只在右心腔进行导管操作时，死亡率几乎为零。电生理检查的主要并发症有血管损伤（血肿、假性动脉瘤、动静脉瘘）、出血（需要输血）、深静脉血栓形成、肺栓塞、系统性血栓性栓塞、穿刺部位感染、全身感染、气胸、心脏穿孔及心脏压塞、心肌梗死、卒中、完全性房室传导阻滞、束支传导阻滞等。另外，还有可能发生严重的心律失常如室性心动过速（室速）或室颤，但是通常是可预见的，因此并不一定归为并发症。

8. 什么是心腔内电图？

将记录电极导管贴放在心腔内某一部位后记录到的心脏电活动，称为心腔内电图。常用的有高位右心房（HRA）、希氏束（HBE）、冠状窦（CS）、右心室心尖部（RVA）腔内图及标测消融导管（ABL）腔内图，部分特殊病例或置入特殊导管（如 Halo 导管、Lasso 导管等）

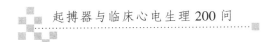

时需调整记录顺序。

9. 什么是裂隙现象？

裂隙现象是心电图和心脏电生理中一种伪超常传导现象，当心脏特殊传导系统中沿激动传导的方向上有不应期或传导性显著不均衡的两个水平面时，可能出现远端水平面的有效不应期长，而首先出现传导阻滞，随后近端水平面进入相对不应期而发生传导的延缓，近端的这种传导延缓能使远端已经发生传导阻滞的心肌组织脱离有效不应期，从而使激动得以下传，这种现象称为裂隙现象，表现为在心动周期的某一时限内达到远端的激动不能传导，而较早或较晚的激动都能传导，这一时限为裂隙带。

10. 什么是超常传导？

超常传导发生在传导受抑制的心脏，指传导比所预期的好或者当预料发生阻滞时传导仍在继续。其实质是传导异常的心肌发生了不明原因的、暂时性的传导改善，而非意味着传导性能超过正常。

11. 什么是拖带现象？

心动过速发作时，用高于心动过速的频率（比心动过速周期短 10～30 ms）起搏时，心动过速的频率可上升到起搏频率,当起搏停止后原心动过速未终止,即刻恢复到原心动过速本身固有频率的现象为拖带现象。拖带现象的本质是当心动过速存在可激动间隙,而快速的起搏脉冲又能侵入可激动间隙后,使心动过速发生重整和反复的重整。主要用于判断心动过速可能的发生机制,判定心动过速折返环路的大致部位。

12. 什么是激动标测?

激动标测主要是比较可移动导管记录到的每个电位图与参考点(如体表心电图的 P 波、δ 波的起始、QRS 波的起始或是放置在心腔内某固定位置的相关电极记录到的心内电图)之间的时相关系,其着眼点是局部激动的时间先后及扩布的方向。常用双极标测,单极标测仅作为一种补充。

13. 什么是起搏标测?

起搏标测技术是指在心内膜不同位点起搏,产生与心动过速形态相同的体表心电图,以寻求心动过速的起源。起搏标测的原理就是在心动过速起源点以心动过速周长起搏可以获得与心动过速形态相同的激动图形。特别适用于标测局灶性或微折返性心动过速的起源点,主要用于室速的标测。

14. 什么是经导管消融?

经导管消融是将电极导管经静脉或动脉血管送入心腔特定部位，释放射频电流导致局部心内膜及心内膜下心肌凝固性坏死，达到阻断快速性心律失常异常传导束和起源点的介入性技术。

15. 哪些心律失常可以通过射频消融治疗?

一般来说，以下心律失常可用心导管射频消融来进行治疗：

（1）房室折返性心动过速（预激综合征）：房室间存在着先天性旁路，导管射频将旁路切断，心动过速或预激波将不再存在。

（2）房室结折返性心动过速：房室结形成双径路，在适宜条件下，两条径路形成的折返环快速运行，引起心动过速；导管射频消融改良慢径，心动过速就不再具备发作条件。

（3）房扑：房扑时心房存在大环路，激动在环路上反复折返，导管消融可以破坏环路关键部位，造成双向传导阻滞，从而根治房扑。

（4）房性心动过速（房速）：房速是左心房或右心房的某一局部有异常快速发放电流的兴奋点或者在心房内有小折返运动；电生理检查标测到异位兴奋点或折返环，进行消融使其得到根治。

（5）室性期前收缩（早搏）：主要用于临床症状明显

的单源性频发室性早搏，常由于心室兴奋灶引起；标测到异位兴奋灶并消融，室性早搏即可消失。

（6）室速：包括特发性、束支折返性和瘢痕性室速等。特发性室速常见于心脏结构和功能正常人群，没有器质性心脏病证据，但心动过速频繁发作可引起心动过速性心肌病；其发生是由在右或左心室流出道及左心室间隔上的一个兴奋灶快速发放激动，导致心动过速。通过导管找到兴奋灶，发放射频电流以消融，室速可以治愈。束支折返性室速是激动在心脏的左、右传导束支及左、右心室之间形成折返环路，导管电极找到并发放射频电流阻断环路。瘢痕性室速多见于扩张型心脏病（扩心病）、冠心病和先天性心脏病（先心病）外科手术后等器质性心脏病患者，是由于心脏纤维瘢痕组织间的存活心肌细胞产生折返环路，发放射频电流阻断环路，心动过速同样可以得到根治。导管射频消融可以根治室速而不能根治心脏病；消融不成功或室速发作有生命危险时，需植入埋藏式心脏复律除颤器（ICD）预防猝死。

（7）房颤：研究发现房颤的触发是因为与心房相连的大静脉上的心肌袖发放快速电冲动，另外房颤的持续与心房自身重构也有关。采用导管电极在环肺静脉口消融，形成大静脉与心房的电隔离，或加上在心房内的某些线性消融，可以达到根治房颤的目的。

16. 消融的能源有哪些？

目前用于临床和正在进行临床试验的能源包括射频消融、冷冻消融、激光消融、微波消融、超声消融、红外线消融、β 射线消融和压迫性消融。

17. 射频消融术常见的并发症有哪些？

心律失常

（1）房室传导阻滞：快速性心律失常的导管消融中均有发生不同程度房室传导损伤的可能，但造成严重后果而需要积极处理的是三度房室传导阻滞。三度房室传导阻滞多发生于房室结慢径以及右前或中间隔旁路消融时，左侧旁路消融亦偶有发生。

（2）窦性心动过缓：血管穿刺或血管内和心腔内导管操作引起迷走神经反射是发生心动过缓的重要原因，放电过程中也可引起一过性窦性心动过缓。

（3）室颤：导管消融中室颤偶有发生，器质性室速消融时相对多见。主要原因是导管刺激心室，超速或程控刺激心室终止心动过速，在易引起室速的部位放电，仪器接触不良而漏电等。

心脏损伤

（1）心脏压塞：导管消融引起心脏压塞的发生率为 0.2%～0.6%，是导管消融早期导致患者死亡的重要原因之一，可能的原因有心壁破裂穿孔、冠状静脉窦破裂、肺静脉或左心耳破裂等。

（2）瓣膜损伤：经股动脉逆行插管消融左侧旁路或左心室室速，常需要多次弯曲、旋转送入或退出，如果用暴力抽送可引起腱索损伤甚至腱索断裂，导致二尖瓣出现不同程度反流。消融导管嵌入 Valsalva 窦内后，仍用力推送可致主动脉损伤、瓣膜穿孔。

（3）急性冠状动脉缺血及心肌梗死：主要原因为消融导管误入冠状动脉或在靠近冠状动脉处（如主动脉窦、心中静脉内）放电而诱发冠状动脉痉挛。

（4）左心房-食管瘘：是房颤导管消融最严重并发症，主要见于左心房线性消融术。

血管损伤

（1）锁骨下动脉损伤：锁骨下静脉穿刺中误伤锁骨下动脉较为常见，其发生率为 $1\%\sim20\%$，如果仅为穿刺针或导丝进入动脉，一般不引起严重出血，不需特别处理。一旦误扩张了锁骨下动脉，一定要将扩张鞘管保留在动脉内并缝合在皮肤上，以防滑出，并急诊送入外科手术室，在手术保护下方可拔除扩张鞘管并对损伤动脉进行修补。

（2）血栓形成及栓塞：儿童及合并高血压、动脉粥样硬化、血液高凝的患者行导管消融时易发生动脉血栓形成和栓塞。

（3）股动静脉瘘和假性动脉瘤：主要原因为穿刺针通过股静脉后又进入股动脉或先入动脉又进入静脉途径而未被发现，并引入指引导丝和扩张鞘管。

其他并发症

包括气胸、拔管综合征、颈部和纵隔血肿等，其他一些少见并发症包括感染性心内膜炎、电极片脱落、鞘管断裂入血管腔内等。

18. 射频消融引起窦性心动过缓的原因有哪些？如何处理？

（1）血管穿刺或血管内和心腔内导管操作引起的迷

走神经反射：对于迷走神经反射引起的严重窦性心动过缓和低血压，应给予阿托品和多巴胺静脉注射，以提高心率和血压。

（2）消融过程中也可引起一过性窦性心动过缓：多于心房游离壁、冠状静脉窦口附近、肺静脉口部及近段放电时出现。放电引起窦性心动过缓可能与消融损伤透过心房壁刺激脏层心包，反射性引起窦房结功能抑制有关，一般不需药物干预，有时需在心房或心室保护性起搏下消融，使放电达到有效损伤的时间。

19. 假性动脉瘤形成的主要原因是什么？有何表现？如何处理？

假性动脉瘤主要与股动脉压迫止血不好有关，股动脉穿刺口不闭合，血液进入组织间隙形成血肿，血肿内压与动脉压使血液在动脉穿刺口进出。

主要表现为穿刺部位包块、搏动和血管杂音，超声多普勒检查可确诊。

多数患者经局部加压包扎和适当制动后穿刺口可闭合，血肿吸收后痊愈。少数患者需外科手术清除血肿和修补血管。

20. 锁骨下静脉穿刺的注意事项有哪些？

（1）防止空气进入静脉系统：穿刺锁骨下静脉时与颈内静脉插管术一样，注意防止空气进入。

（2）减少气胸危险性：如果进针太靠外或进针太深，则增加发生气胸的危险。

（3）老年人穿刺点的确定：老年患者的锁骨下静脉位置较低，穿刺时针尖平行指向锁骨上窝或稍下的位置。

（4）防止穿刺锁骨下动脉：如穿刺点靠锁骨外侧或针尖太向后成角，可导致误穿锁骨下动脉。

21. 何谓"拔管综合征"？

拔除鞘管时因局部疼痛与随后的直接血管压迫可导致部分患者出现血管迷走神经反射现象，称为"拔管综合征"。患者表现为心率慢、血压低、胸闷、出汗，应与心脏压塞鉴别。预防的办法是拔管时动作快而轻柔，对较敏感者可在鞘管周围注射局部麻醉药（局麻药）后拔管。

22. 消融术中引起心脏压塞的原因有哪些？如何处理？

导管消融引起心脏压塞的发生率为 $0.2\% \sim 0.6\%$，是导管消融早期导致患者死亡的重要原因之一，可能的原因有：

（1）心壁破裂穿孔：可能因消融放电过程中发生爆裂伤或局部碳化后的凝固坏死心肌与消融导管间粘连紧密，撤出导管时过分用力致心壁撕裂；导管操作粗暴、消融导管与心肌接触力过大致心壁破裂；房间隔穿刺时有导致右心房、冠状静脉窦、主动脉根部和左心房等部位穿孔的可能。

（2）冠状静脉窦破裂：冠状静脉壁薄，可因操作过猛、插入过深或者导管张力过大，引起冠状静脉窦破裂而出现心脏压塞。

（3）肺静脉或左心耳破裂：主要原因是房颤导管消融中肺静脉或左心耳穿孔或破裂，导管机械损伤，少数情况为放电引起组织焦化、粘连，拔管引起破裂穿孔。

处理：

高度怀疑心脏压塞或者急诊超声确诊后，需立即心包穿刺，抽出血液即可确诊和减压。如心包积血较多或有动态出血，迅速经穿刺针内送入导丝至心腔，插入血管鞘并送入猪尾巴导管进行心包引流，同时快速输液、输血。采取心包穿刺引流术可使大多数心脏压塞患者避免开胸手术；即使开胸手术不可避免，亦为这部分患者过渡到开胸手术争取了时间。经以上积极处理病情仍无缓解时，应行外科手术处理。开胸手术无论是在手术室或是导管室进行，在切开心包之前均应保证持续有效引流以维持血流动力学基本稳定。

23. 室上性心动过速的基本机制是什么？

室上性心动过速（室上速）的基本机制包括：① 冲动起源异常，如不恰当的窦性心动过速（窦速）；② 触发活动异常，如多源性房速；③ 折返机制，这是绝大多数室上速产生的机制，常见的折返性室上速有房室折返性心动过速、房室结折返性心动过速以及房扑等。

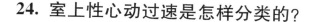

24. 室上性心动过速是怎样分类的？

　　根据美国心脏病学会/美国心脏协会/欧洲心脏病学会（ACC/AHA/ESC）和中华医学会制定的指南，根据心内电生理检查结果将室上速分为以下几种：① 窦性快速性心律失常：生理性窦速、不适当窦速、窦房结折返性心动过速、直立位心动过速；② 房室结折返性心动过速，包括慢-快型、快-慢型、慢-慢型、左侧变异慢-快型；③ 局灶性和非阵发性交界性心动过速；④ 房室折返性心动过速；⑤ 局灶性房速及多源性房速；⑥ 大折返性房速，峡部依赖性房扑和非峡部依赖性房扑。

25. 房室结折返性心动过速的电生理机制是什么？

　　房室结折返性心动过速的电生理基础是房室结内存在着功能性纵行分离的两条不同性能的传导径路，即房室结双径路。一条为快径路，其特点是传导速度快，不应期长；另一条为慢径路，其特点是传导速度慢，不应期短。双径路的近端和远端有共同通道，组成了一个完整的折返环路。其电生理机制为房室结快、慢径之间或慢、慢径之间，以及房室结周围心房组织参与所形成的折返。

26. 房室折返性心动过速的电生理机制是什么？

房室折返性心动过速（AVRT）是指由于房室之间存在显性或隐性旁路而引起折返所致的心动过速。房室旁路由发育过程中遗留的散在于房室间的相连心肌细胞组成，其电生理特性与心房肌及心室肌一样，表现为全或无传导。绝大多数旁路具有前向和逆向的双向传导功能，只有极少数旁路只有前向传导功能，这是 AVRT 的电生理基础。AVRT 包括顺向型 AVRT 以及逆向型 AVRT。顺向型 AVRT 又称隐匿性旁路，其电生理机制为经房室结-希氏束-浦肯野纤维系统前传，经旁路逆传的大折返。逆向型 AVRT 又称显性预激，其电生理机制为经旁路前传，经房室结-希氏束-浦肯野纤维系统逆传的大折返。

27. 房性心动过速的电生理机制是什么？

房速的电生理机制分为：折返，触发活动和异常自律性三种，包括① 房内折返性心动过速，绝大多数房速为房内折返机制，心动过速的发生满足折返形成的条件。② 触发活动引起的房速。③ 自律性房速，也称为异位房速，可能与体内儿茶酚胺水平增高有关。

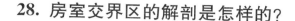

28. 房室交界区的解剖是怎样的？

房室交界区位于房室隔内。由房室结、房室结的心房扩展部和房室束的近侧部组成，后者包括穿部和未分叉部。以上三个部分相连接处又可称为房结区和结希区。这样，房室交界区可分为房结区（又称 AN 区或移行细胞区）、结区（又称 N 区或致密结）、结希区（又称 NH 区）。许多复杂的心律失常在此发生。房室交界区位于 Koch 三角的深面。Koch 三角后至冠状窦口，下至三尖瓣环（三尖瓣隔瓣的附着缘），前上至 Todaro 腱。Koch 三角位于间隔，并构成右心房肌性房室间隔的心内膜面。致密房室结位于右心房心内膜的正下方、Koch 三角的顶点处，向前至冠状窦口，正好位于三尖瓣隔瓣插入点上方，经 Todaro 腱汇集到中心纤维体。略微向前向上，是希氏束通过中心纤维体和房室间隔膜部后方、穿透房室交界区的地方。

29. 什么是折返激动？

折返激动是所有的快速性心律失常中最常见的发生机制，是指一次冲动下传后，又可顺着另一环形通路折回而再次兴奋原已兴奋过的心肌。当心脏在解剖或功能上存在双重的传导途径时，激动可沿一条途径下传，又自另一途径返回，使在心脏内传导的激动持续存在，并于心脏组织不应期结束后再次兴奋心室或心房。

30. 折返形成的条件有哪些?

形成折返必须具备三个基本条件:① 有激动折返所必需的结构上和（或）功能上的环行径路;② 环行径路中有一暂时性或永久性传导受抑制的区域,能出现单向阻滞;③ 环行径路中传导缓慢,使得激动返回阻滞区的前方时,原来发生兴奋的部位已脱离了不应期。

31. 什么是跳跃现象?

跳跃现象是指电生理检查时,程序心房刺激（A_1A_2）逐渐缩短,房室传导时间逐渐延长,但当 A_1A_2 在某一点缩短 10 ms 时,从局部心房电位到希氏束电位的传导时间（A_2H_2）延长 $\geqslant$ 50 ms,称为跳跃现象,提示房室结双径路。

32. 房室结折返性心动过速的临床表现及心电图特征有哪些?

房室结折返性心动过速（AVNRT）的临床表现为阵发性心悸、头晕和四肢乏力,也可出现胸部不适、呼吸困难、黑朦,晕厥非常罕见。心动过速突发突止,持续时间长短不一。症状的轻重主要与心室率的快慢、心动过速的持续时间、是否有基础心脏疾病及患者耐受性和敏感性有关。

房室结折返性心动过速的心电图特征包括典型的慢快型 AVNRT 以及少见的快慢型 AVNRT 和慢慢型 AVN-RT，具体如下：

（1）慢快型 AVNRT 的心电图特征：① 通常为节律规则的窄 QRS 波心动过速，频率为 140～240 次/分；② 逆行的 P' 波隐没在 QRS 波中或其终末部分，表现为 V_1 导联伪 r' 波和（或）Ⅱ、Ⅲ、aVF 导联呈现伪 s 波，R P' 间期≤70ms；③P' 与 QRS 波保持恒定，P'R 间期＞R P' 间期。

（2）快慢型 AVNRT 心电图特征：① 逆行的 P' 波在 QRS 波之后，RP' 间期＞P'R 间期。② P' 波在Ⅱ、Ⅲ、aVF 导联倒置，V_1 导联直立。

（3）慢慢型 AVNRT 心电图特征：逆行的 P' 波出现在 T 波之中，RP' 间期＝P'R 间期。

33. 如何诊断房室结折返性心动过速，主要有几种类型？

房室结折返性心动过速（AVNRT）的诊断包括心电图诊断和心脏电生理诊断，主要有慢快型 AVNRT、快慢型 AVNRT 以及慢慢型 AVNRT。

心电图表现为：① 心率 140～240 次/分，节律规则；② QRS 波群形态与时限均正常，但发生室内差异性传导或原有束支传导阻滞时，QRS 波群形态异常；③ 逆行的 P' 波隐没在 QRS 波中或其终末部分，P 波与 QRS 波群保持恒定关系；④ 起始突然，通常由一个房性期前收缩触发，下传的 PR 间期显著延长，随之引起心动过速发作。

电生理检查：在大多数患者能证实存在房室结双径路。并且心房程序刺激能诱发心动过速，必要时加用异丙肾上腺素静脉滴注可诱发心动过速。其他心电生理特征包括：① 心房期前刺激能终止心动过速；② 心房与心室不参与形成折返环路；③ 逆行心房激动顺序正常。

34. 房室结折返性心动过速与房室折返性心动过速如何鉴别？

房室结折返性心动过速（AVNRT）和房室折返性心动过速（AVRT）主要通过心电图和电生理检查进行鉴别，具体如下：

（1）心电图及临床特点鉴别

1）临床特点：心动过速的频率对 AVNRT 和 AVRT 的鉴别有一定价值。AVNRT 的心动过速频率较慢，多在 150～170 次/分，个别可达 250 次/分。AVRT 的频率较快，多在 150～250 次/分，甚至快达 280 次/分。AVRT 的初发年龄相对较小，而 AVNRT 的初发年龄偏大。

2）逆传 P' 波：逆传 P' 波的位置及其与 QRS 波的关系对于区别两种心动过速有帮助。AVNRT 的逆传 P' 波多埋在 QRS 波中或位于 QRS 波终末部，RP' 间期 ≤70 ms；而 AVRT 的逆传 P' 波离 QRS 波较远，RP' 间期＞70 ms。

3）伪 r' 波和伪 s 波：AVNRT 常在 V$_1$ 导联出现伪 r' 波和（或）Ⅱ、Ⅲ、aVF 导联呈现伪 s 波。

4）QRS 波电交替：AVRT 易出现 QRS 波电交替，有一定的预测价值。

5）ST-T 改变：在 AVNRT，心房激动几乎是同时从间隔开始；而在 AVRT，心房逆传激动发生在旁路的心房止端，并以较慢的速度在心肌纤维间传导，传导时间长，重叠在 ST 段形成下移。因此 AVRT 易出现 ST 段下移，常合并出现 T 波倒置。

（2）电生理鉴别：不同类型的 AVNRT 需与 AVRT 相鉴别。慢快型 AVNRT 需与位于前间隔部位的旁路相鉴别，慢慢型 AVNRT 和快慢型 AVNRT 主要与位于后间隔、左后游离壁旁路所致顺向型 AVRT 相区别。具体如下：

1）心动过速时 VA 间期＜50 ms 可以排除 AVRT：在顺向型 AVRT 中，前向折返激动通过希氏束-浦肯野纤维系统激动心室，然后通过房室旁路激动心房，导致 VA 传导时间至少 50 ms，据此可以排除顺向型 AVRT。

2）AVNRT 可以用一次晚发的室性早搏来判断心室是否是折返环的一部分从而与顺向型 AVRT 相鉴别。

35. 房室结折返性心动过速与房性心动过速（房速）如何鉴别?

（1）房室结折返性心动过速（AVNRT）与单形性房速在普通心电图上有时难以区别，需借助电生理检查鉴别。而多源性房速，也称多灶性或紊乱性房速，其体表心电图 P' 波形态、P'P' 间距和 P'R 间期多变，可伴有不同程度的房室传导阻滞，这些有助于与 AVNRT 鉴别。

（2）电生理检查有助于鉴别 AVNRT 和房速（AT）

1）心动过速时应用早发的心室期前刺激。如果心室刺激明显提前逆向希氏束激动并改变心房激动时间而不改变心房逆传激动顺序，或产生房室传导阻滞并终止心动过速可排除房速，因早发的心室期前刺激对心房激动时间无影响。

2）如果心动过速时一个或多个室性期前刺激提前希氏束激动 60 ms 以上而不改变心房激动时间，支持房速的诊断。

3）在心动过速时引入比心动过速周长短 10～60 ms 的心室刺激，如心室刺激能拖带心动过速且室房逆传顺序与心动过速时相同，则可排除房速。另外，停止心室刺激后，如果最后一个心室刺激后的房室激动顺序为 "A-A-V"，考虑房速；而如果表现为 "A-V-A"，可排除房速。

4）在心动过速时静脉注射腺苷，若静脉注射后出现一段时间的完全性房室传导阻滞而不改变心房激动顺序的时间和顺序，则支持房速的诊断。

36. 经导管消融房室结折返性心动过速的方法是什么？

经导管消融房室结折返性心动过速的方法目前主要用于房室结慢径消融或改良，在导管消融历史上曾采用房室结快径消融，因其易引起严重并发症目前已不应用。主要方法如下：

（1）静脉穿刺和心腔内置管：常规消融铺巾后经皮穿刺右侧颈内或左侧锁骨下静脉、左或右股静脉置入鞘管。

分别经鞘置入希氏束（HBE）、冠状静脉窦（CS）、右心室心尖部（RVA）电极，不同电极导管经尾线连接至多导生理记录仪，同步记录体表心电图和 HBE、CS、RVA局部心腔内电图。

（2）电生理检查

1）窦性心律时心房和心室刺激：选择 CS 近端作为心房刺激部位，RVA 作为心室刺激部位。程序期前刺激心房和心室，直至诱发 AVNRT，或达到房室结前向或逆向传导有效不应期。

2）异丙肾上腺素激发试验：主要用于 AVNRT 不易诱发者。静脉滴注异丙肾上腺素使窦性心律的频率增加20％～40％后能行心房和心室刺激，刺激部位和方法同上述。

（3）慢径消融

1）消融途径和导管操作：经鞘插入 8F 加硬消融导管至希氏束区，在右前斜位（RAO）30°和左前斜位（LAO）45°体位下判断消融电极前（心室侧）、后（心房侧）、上（希氏束）、下（CS 口）位置。

2）消融靶点的选择：自希氏束至 CS 口依次分为上、中、下 3 个区。消融导管在中下 1/3 区标测，以局部双极电图呈碎、尖、小的 A 波和大的 V 波，通常 A/V＜1.0，且 A-V 之间无 H 波，A 波和 V 波振幅波动较小的部位作为消融靶点。

3）消融和监测：目前多采用温控消融，预设温度为55～60℃，使用非温控消融时可选择功率 15～30 W。放电过程中严密监测阻抗和心律。多于窦性心律时进行消融，如果放电 10～20 s 无交界性心律出现则应重新标测；出现交界性心律可连续放电达 60～90 s，其间严密监测。

37. 经导管消融房室结折返性心动过速的消融终点如何判断？

经导管消融房室结折返性心动过速（AVNRT）的消融终点如下：

（1）1∶1 慢径前传功能消失和房室结前传跳跃现象消失，并且不能诱发 AVNRT。

（2）1∶1 慢径前传功能消失和房室结前传跳跃现象未消失，伴或不伴 1 个心房回波，但静脉滴注异丙肾上腺素不能诱发 AVNRT。

（3）消融后新出现持续性一度或一度以上房室传导阻滞，应停止消融，此时 AVNRT 有消融成功可能，类似于快径消融。

38. 房室结折返性心动过速消融中导致房室传导阻滞的因素有哪些？

房室结折返性心动过速消融中导致房室传导阻滞的影响因素有：① 放电部位与房室结和希氏束邻近；② 放电时交界性心律的频率过快或交界性心律伴室房传导阻滞；③ 放电时或消融后房室前传功能减弱；④ 放电次数过多导致组织损伤范围广泛。

39. 何谓预激综合征？

预激综合征是指房室间存在显性旁路，心房激动通过显性旁路部分或完全激动心室肌，典型预激综合征又称为 WPW 综合征。

40. 预激综合征的心电图表现如何？

预激综合征的典型心电图表现如下：① 正常 P 波时，PR 间期 < 0.12 s；② QRS 波异常增宽，时限 $\geqslant 0.11$ s；③ QRS 波起始部有顿挫，即 δ 波；④ 继发性 ST-T 改变。

41. 如何应用体表心电图进行预激综合征旁路的定位？

应用心电图进行预激综合征旁路的定位方法如下：

（1）首先用 V_1 导联定区域。当 V_1 导联 QRS 波呈 R 或 Rs 型，δ 波为正向时，为 A 型预激，此时旁路位于左侧游离壁；当 V_1 导联 QRS 波呈 rs 型，δ 波为先正后负时，旁路位于右侧游离壁；当 V_1 导联 QRS 波呈 QS 型，δ 波为负向时，旁路位于间隔区。

（2）再用 I、aVL 导联定左右。当 I、aVL 导联的 δ 波为负向，旁路位于左前或左侧游离壁；当 I、aVL 导联的 δ 波为正向，且 QRS 波为较小的 R 波或呈 Rs 型时，旁路位于左后游离壁；当Ⅰ、aVL 导联的 δ 波为正向，且 QRS 波为高大 R 波时，旁路位于右房室侧。

（3）Ⅱ、Ⅲ及 aVF 导联定前后。若依据前两项已判定旁路位于左侧游离壁，则Ⅱ、Ⅲ及 aVF 导联的 δ 波为正向时，支持旁路位于左前或左侧游离壁；为负向时，支持旁路位于左后游离壁。若依据前两项已判定旁路位于右侧，则由前向后，Ⅱ、Ⅲ及 aVF 导联的 δ 波依次由正变负。

（4）最后，再根据 V_2 和Ⅲ导联的 QRS 波形态进行校正。当 V_2 导联的 QRS 波以负向为主，而Ⅲ导联以正向为主，则旁路位于前方；当 V_2 导联的 QRS 波以正向为主，而Ⅲ导联以负向为主，则旁路位于后方。

42. A 型和 B 型预激分别指什么？

A 型预激综合征是指旁路位于左侧，V_1 导联主波向上，Ⅰ和 aVL 导联 δ 波向下，呈负向或位于等电位线。B 型预激综合征是指旁路位于右侧，V_1 导联主波向上，Ⅰ和 aVL 导联 δ 波正向。

43. 显性旁路和隐匿性旁路消融成功的标志分别是什么？

（1）显性旁路消融成功的标志为：体表心电图 δ 波消失，QRS 波恢复正常；心内电图原靶点处融合的 A/V，A 波与 V 波之间间期突然延长，等于或长于希氏束部位的 AV 间期。

（2）隐匿性旁路消融成功的标志为：在心动过速消融时心动过速于逆传心房时终止；快速心室起搏时 VA 逆传由原来的 1∶1 偏心性逆传变为室房分离，无旁路逆传。有时房室结有逆传功能，当旁路阻断后仍可保持 1∶1 传导，但 A 波逆传激动顺序由原来的偏心性逆传转变为房室结逆传。

44. 房室多旁路的定义及电生理特点是什么？

房室多旁路是指两条或两条以上旁路，两条旁路之间相距至少 2 cm，可以位于同侧，也可位于左右两侧。每条旁路均可以具有前传或逆传功能，可以存在一种心动过速，亦可以同时合并几种心动过速；可以是普通旁路与特殊旁路共存。

多旁路的电生理特点是：预激波与 QRS 波极性多变，心动过速有多种形态，周期亦可不同。心内电生理检查与标测可在左右两侧或一侧多部位记录到较好靶点图，但这种靶点图消融效果不好。在心动过速或心室起搏时出现两种以上激动顺序。在靶点放电时局部 AV/VA 分开，但预激图形不变或变为另一种形态，并可诱发另一种心动过速。

45. 什么是不适当窦性心动过速？

不适当窦性心动过速是一种临床综合征，指当活动或精神紧张时，静息心率过度加快的反应，窦性心率＞100

次/分，而无其他导致心动过速的原因，是一种少见的特殊类型窦性心动过速。患者以年轻女性较多见，病史中最多见的症状是心悸，其次可有胸闷、乏力、头晕等，许多患者呈现精神紧张症状，与心动过速的严重程度不符。有的患者症状呈间歇性，有的为长期持续性。少数中晚期患者可因长期心动过速而引起心律失常性心肌病、顽固性心力衰竭等。

46. 不适当窦性心动过速的处理原则是什么？

药物治疗首选 β 受体阻滞药，如美托洛尔、阿替洛尔、普萘洛尔等，其药理机制在于影响窦房结的自律性。但多数患者对治疗反应差，常需不断增加剂量。钙通道阻滞药也有一定疗效。如上述治疗无效可使用胺碘酮或普罗帕酮减慢心率。非药物治疗方法以射频消融术疗效较好，其他有外科窦房结部分切除术、化学性窦房结动脉栓塞术等。

47. 什么是 Carto 标测技术？

Carto 属于电解剖标测技术，称为三维电磁导管定位系统，由定位板、体表电极片、磁电处理器、计算机工作站组成。它能通过感知专用导管中的磁感应线圈准确定位该导管的三维空间位置，以三维形式直接显示心内解剖结构，显示心律失常的部位，实时重建心脏三维解剖结构，且叠加颜色显示相关电生理信息，目前广泛应用于临床各种快速性心律失常的导管消融治疗。

48. Carto 标测的主要适应证是什么？

目前在临床上 Carto 标测主要适用于各种复杂类型的心律失常，有助于加深人们对心律失常机制的理解。对于传统室上速消融等常规手术也可采用，达到避免额外损伤和减少 X 线照射暴露的效果，克服了传统射频消融的局限性。另外对于一些特殊人群如儿童，Carto 标测引导下的消融也有很好的疗效。

49. Carto 标测的主要局限性有哪些？

Carto 标测和常规标测一样，属于逐点标测，如需在心动过速下标测，则要求必须诱发持续的心动过速。对于血流动力学不能耐受的心动过速、短阵心动过速以及发作太少的早搏进行标测有一定的困难。而且操作导管技术有较高的要求，对于已习惯在 X 线下标测的操纵者需要一个适应过程。此外，消融导管价格昂贵，用于该系统的消融导管（包括射频导管和定位导管）的价格约为普通温控导管的 2～3 倍。

50. 什么是 Ensite 标测技术？

Ensite 标测系统具有两种标测方法——接触和非接触

式，接触式标测同 Carto 原理类似，利用电场感知实现三维定位，使用连续采点模式，通过标测电极在心腔内膜表面的移动连续采集样点构建心脏三维结构；非接触式通过特殊的球囊电极实现心律失常的激动标测，同时大致定位心律失常的三维空间起源。因其可以通过众多电极实现同步非接触式标测，因此对心律失常的持续性没有很高要求。

51. Ensite 标测技术的主要优势有哪些？

Ensite 能同时进行多电极标测，即高密度标测，快速构建电压或碎裂电位图，在一次标测过程中即可同时获取解剖图、电压图、电激动图等信息，从而缩短了标测时间。Ensite 系统的另一优势表现在仅根据一个心搏或一个心动周期即可进行分析，其导航消融也可在窦性节律下完成，适用于心动过速不能持续或心动过速发作时血流动力学不稳定的患者。

52. Ensite 标测技术的局限性有哪些？

Ensite 接触式标测技术采用腔内参考，如果参考移位，模型相对位置则随之改变。同 Carto 标测一样，在进行激动标测时，心动过速必须持续发作且心动周期稳定。对于 Ensite 非接触式标测，首先是 Array 导管的操作相对复杂，球囊置于心腔中应当注意避免影响血流动力学，对于心腔中其他导管的操作可能会有一定干扰。系统的精度受距离的影响，放置 Array 导管时应使球囊靠近心律失常的关键部位。

53. 房间隔穿刺的适应证是什么？

① 二尖瓣球囊成形术；② 房颤导管消融术；③ 起源于左心系统其他心律失常的导管消融术；④ 左心房-股动脉循环支持；⑤ 经皮左心耳堵闭术；⑥ 经皮经导管主动脉瓣及二尖瓣放置术等；⑦ 动物实验研究。

54. 房间隔穿刺的禁忌证是什么？

绝对禁忌证为位于心房内的血栓和因房间隔缺损而进行金属伞封堵术后的患者。相对禁忌证为导致房间隔穿刺困难，风险增大的情况，如：处在华法林有效抗凝治疗中、巨大的右心房、心脏大动脉的畸形和主动脉根部显著扩张。

55. 房间隔穿刺的并发症有哪些，如何处理？

房间隔穿刺最主要的并发症是心脏穿孔后导致心脏压塞。在房间隔穿刺点过于偏向前方时，有可能损伤三尖瓣和冠状静脉窦。也有可能穿入主动脉，如果只是穿刺针穿入主动脉，立即退出，多数不会引起症状。如果已经将鞘管送入主动脉则需要外科手术。在房间隔穿刺点过于偏向后方时，可能穿透右心房后壁引起心脏穿孔。尽管心脏压塞属于严重的并发症，但如果诊断及时，处理得当，可无严重不良后果。在明确已发生心脏压塞的情况下，首先要穿刺引流，即采用 X 线透视与造影剂指示下的心包穿刺引流。

56. 房速的定义和分类是什么？

房速是指局限于心房的、节律规整的、包含多种起源于心房而无需房室结参与维持的心动过速，房速的频率多在 120～220 次/分。

2001 年欧洲心脏病学会和北美起搏及电生理学会根据局灶性房速的电生理学机制和解剖生理结构特点做出了如下分类：① 局灶性房速。② 不适当的窦性心动过速。③ 大折返性房速。特征明确的大折返性房速有：典型房扑；反向的典型房扑；损害引起的大折返性心动过速（损害包括坏死性瘢痕、手术瘢痕、补片等）；较低环路房扑；双重波折返激动；左心房大折返性心动过速。④ 非典型房扑。⑤ 未能被分类的情况。

57. 房速的发生机制是什么？

目前房速发生机制主要分为局灶起源性和大折返性。局灶起源性房速常起源于心房的某一区域并向两心房扩散，该心动过速的可能机制包括自律性异常、触发活动和微折返。大折返性房速是由围绕固定的和功能性解剖屏障发生的一个或多个折返环折返激动形成的，多发生于外科手术后，在侧壁切口瘢痕和上、下腔静脉间不相连续或瘢痕内部不连续，是形成围绕切口折返的条件。埋藏于这些瘢痕区域之间残存的心肌纤维构成"致心律失常通道"，在折返性心动过速的维持中起重要作用。

58. 房速导管消融的适应证是什么？

绝对适应证：① 成人房速反复发作，或合并充血性心力衰竭，或有血流动力学障碍者。② 年龄＞4 岁的儿童房速，心动过速呈持续性或反复性发作，有血流动力学障碍，所有抗心律失常药物治疗无效者。③ 手术切口折返性房速反复发作者。

相对适应证：① 成人房速发作次数少，症状轻者。② 年龄＞4 岁的儿童房速，心动过速呈持续性或反复性发作，有血流动力学障碍，除胺碘酮以外的抗心律失常药物治疗无效者。

59. 典型心房扑动（房扑）的发生机制是怎样的？

房扑是心房内大折返性心动过速，典型房扑的折返环是位于界嵴和三尖瓣环之间的闭合环路，其峡部位于下腔静脉口与三尖瓣环之间。

60. 峡部依赖性房扑的类型有哪些?

峡部依赖性房扑包含逆钟向房扑、顺钟向房扑、双重折返激动房扑、低位房扑。

61. 何谓非典型房扑?

非典型房扑也是心房内折返性心动过速,其折返环路多与先天解剖屏障相关,有时可因既往房颤消融引起的不连续阻滞线所引起。折返激动常围绕界嵴、腔静脉入口、卵圆窝、冠状静脉窦口、肺静脉入口以及二尖瓣环等折返,但在不同的患者其折返环路各不相同,其扑动频率较快,常为 340~433 次/分。

62. 典型房扑通常选择何种消融径线?

典型房扑为环形折返激动围绕三尖瓣环,其缓慢传导区位于三尖瓣环和下腔静脉入口之间的峡部,消融该关键峡部造成双向阻滞可阻止房扑的发生,成功率高达 90%~95%。如在此处消融失败,在三尖瓣环和欧氏嵴之间进行线性消融可进一步提高成功率,两种径路可以作为互补措施。

63. 如何判断典型房扑达到消融终点?

峡部"完全性双向阻滞"是判断典型房扑达到消融终点所普遍采用的方法。其优点是:① 术后的房扑复发率较低。② 术中无需进行以诱发房扑为目的的心房刺激,缩短整个手术时间,减少引发房颤的机会。③ 对临床上已确诊的典型房扑患者,在窦性心律时也同样能进行有效的射频消融治疗。

64. 判断峡部消融线达到双向阻滞的方法有哪些?

消融峡部后,分别起搏刺激峡部两侧的右心房部位(冠状静脉窦口和右心房下侧壁)。观察的指标有:① 右心房激动顺序变化。当峡部发生完全性顺钟向方向阻滞时,起搏刺激冠状静脉窦口,右心房部位的激动顺序为单一逆钟向方向,起搏冲动不能经峡部顺钟向传至右心房下侧壁,此时右心房下侧壁为最晚激动的部位。当峡部发生完全性逆钟向方向阻滞时,起搏刺激右心房下侧壁,右心房激动顺序呈单一顺钟向方向,起搏冲动不能经峡部逆钟向传至冠状静脉窦口,此时冠状静脉窦口为最晚激动部位,晚于希氏束部位的心房激动。② 体表心电图 Ⅱ 导联 P 波形态的变化。消融导致峡部完全性顺钟向阻滞后,起搏刺激冠状静脉窦口,Ⅱ 导联 P 波呈负正双向。起搏刺激右心房下侧壁,下壁(Ⅱ、Ⅲ、aVF)导联的 P 波形态也会发生类似的改变。③ 消融线路的宽间期双电位。射频消融在峡部产生 1 条连续和透壁性的阻断线后，可在消融线路上记录到具有特征性的双电位。这种双电位的特点是：两个心房波的间期宽，之间有较长的等电位线。

65. 心房颤动（房颤）导管消融的适应证有哪些？

2014 年美国心脏协会/美国心脏病学会/美国心律学会（AHA/ACC/HRS）指南强调：① 至少一种抗心律失常药物（AAD）无效或不能耐受，有症状的阵发性房颤（Ⅰ，A）；② 至少一种 AAD 无效或不能耐受，有症状的持续性房颤（Ⅱa，A）；③ 症状反复发作的阵发性房颤，权衡利弊及药物和消融治疗临床转归后，可在 AAD 之前进行导管消融治疗（Ⅱa，B）；④ 对于至少 1 种 Ⅰ 类或 Ⅲ 类 AAD 无效或不耐受的症状性、长期持续性房颤，导管消融是可以考虑的（Ⅱb，B）；⑤ 导管消融可作为反复发作的症状性、持续性房颤使用 AAD 治疗前的首选治疗策略（Ⅱa，C）。由此可见，导管消融治疗房颤的适应证明显扩大。

66. 哪些患者不适合房颤消融术，手术成功率与哪些因素有关？

影响患者适应证选择和导管消融成功率的因素包括年

龄、左心房大小、房颤类型、房颤的持续时间、有无二尖瓣反流及程度、有无基础心血管疾病及严重程度、术者经验等。对于左心房直径大于 55mm、心房肌瘢痕化、房颤持续时间过长和伴有明确的器质性心脏病而未完全纠正者，导管消融术后复发率高于无这些伴随情况的阵发性房颤患者。在高龄患者由于心肌穿孔和血栓栓塞并发症明显升高和左心房明显扩大，可致成功率降低。导管消融可能导致并发症发生，故在给患者进行导管消融前，应认真权衡风险和获益。导管消融的禁忌证较少，仅左心房/左心耳血栓是绝对禁忌证。

67. 房颤导管消融的常用术式有哪些？

房颤射频消融手术是房颤的治疗方法中常用的一种，射频消融手术以其效果佳、创伤小、恢复快等优点，广泛应用于临床。房颤射频消融术常用术式包括：节段性肺静脉电隔离术、环肺静脉消融及其扩展术，和逐级消融法等多种。

（1）节段性肺静脉电隔离：是指在环状标测电极导管指导下，节段性消融左心房和肺静脉之间的电传导，消融终点是肺静脉电位消失或肺静脉电位的节律和频率与心房电活动无关，达到肺静脉与心房之间的完全电隔离。临床资料显示，该术式对阵发性房颤的效果好，单次消融的成功率为 50%～70%，复发者行 2～3 次消融后根治率为 70%～80%，是早期应用广泛的术式之一。

（2）环肺静脉消融及其扩展术：是目前应用广泛的术式，逐渐取代了节段性肺静脉电隔离术，成为房颤消融的基石。其方法是在三维系统指导下重建肺静脉和心房的模拟三维图像，然后围绕肺静脉口或肺静脉前庭做环形线性消融，由三维标测系统监测线路是否连续。电隔离成功的定义为：肺静脉电位的消失（传入阻滞）和起搏肺静脉不能激动左心房（传出阻滞）。该术式要求在肺静脉口外 1～2 cm（即肺静脉前庭）进行消融，直到局部双电位振幅下降≥80％或者<0.1 mV。

（3）线性消融：左心房线性消融的目的就是改良致心律失常的左心房基质，以及打断维持房颤的大折返环路。线性消融术式通常包括连接左右上肺静脉的顶部线，和一条连接二尖瓣环和左下肺静脉的二尖瓣峡部线。

（4）逐级消融法：逐级消融法是将各种消融方法灵活整合，提高慢性房颤消融的成功率。步骤：① 节段性肺静脉电隔离或环肺静脉消融术；② 加上消融左心房顶部径线；③ 碎裂电位（CAFE）消融；④ 左心房峡部消融；⑤ 右心房线性消融和（或）上腔静脉消融。逐级消融既消除肺静脉内的始动因素，又针对基质，但应根据每一步的效果逐级进行，避免盲目扩大消融范围导致并发症。

（5）其他消融术

1）复杂碎裂电位（CFAE）消融：CFAE 的定义为：房颤心律下标测到：① 心房波的碎裂电图由 2 个或 2 个以上的波折组成和（或）心房波连续 10 s 以上无恒定基线且伴有延长的心房激动波；② 连续 10 s 的心房激动波平均周长≤120 ms；③ 振幅 0.05～0.25 mV。此方法是在房颤节律下，通过三维标测系统记录并消融所有的碎裂电位，直到房颤转为窦性心律。

2）自主神经丛消融：心脏自主神经系统在房颤的发生和维持中起着重要作用，目前作为上述术式的辅助治疗。

68. 房颤消融术前准备有哪些？

（1）完善消融术前检查。① 血液、尿液、大便常规，出凝血时间，甲状腺功能评估和生化检查，评价心、肝、肾功能和出、凝血功能。② 记录窦性心律和心律失常发作时的常规 12 导联体表心电图，常规行 24h 或 48h 动态心电图检查。心电图检查不仅可以了解伴随心律失常的类型，而且可以了解窦房结和房室结的功能，便于消融术后分析消融治疗效果和发现可能的心律失常并发症。③ 消融当天或前 1 天常规行经食管超声心动图（TEE）检查，明确左心房是否有血栓。如有心房血栓的证据，必须正规抗凝数月，证实血栓消失后再行导管消融治疗。④ 拍摄 X 线胸片了解是否有脊柱畸形及肺部疾患，如直背综合征、脊柱侧凸或前凸、肺气肿或肺大疱。此时，左心房导管操作的难度及风险增加，锁骨下静脉或颈内静脉穿刺有导致气胸、血肿等并发症的风险。此种情况下，可以选择经股静脉途径放置冠状静脉窦电极导管。⑤ 进行经超声心动图检查了解心腔大小和射血分数，评价心脏功能。⑥ 心脏和肺静脉多排计算机化断层显像（CT）或磁共振成像（MRI）不但可了解肺静脉形态和解剖变异，还可了解肺静脉近段的直径及位置情况，并作为消融术后判断有无肺静脉狭窄的参照资料，术中可用三维标测融合 MRI 或 CT 影像技术指导消融。

（2）消融术前抗凝经 $CHA_2DS_2\text{-}VASc$ 评分 $\geqslant 1$ 分的阵发性房颤患者和所有的持续性房颤患者，均需口服华法林〔维持凝血酶原时间国际标准化比值（INR）2.0～3.0〕至少3周，术前停用3天，静脉注射普通肝素或皮下注射低分子肝素替代，但也有研究证实术前不停用华法林并不增加出血并发症风险。CHA_2DS_2-VASc评分0分的阵发性房颤患者，可采用上述抗凝策略或阿司匹林75～325mg/d口服，最好消融前应用低分子肝素皮下注射。

（3）消融术前药物治疗。根据治疗需要，可继续应用与心律失常无关的药物；为避免抗心律失常药物对消融过程的影响，除胺碘酮外，其他抗心律失常药物至少停用5个半衰期。但在心律失常症状严重时，有效的抗心律失常药物可继续应用。

69. 哪些房颤患者需要抗凝治疗?

非瓣膜病性房颤抗凝治疗需要根据CHA_2DS_2-VASc评分，即充血性心力衰竭或左心室功能障碍（C）、高血压（H）、糖尿病（D）、血管疾病（V）、年龄65～74岁（A）、性别（女性）每项积1分，年龄≥75岁（A）、卒中/短暂性脑缺血发作（TIA）/血栓栓塞史（S）每项积2分，最高积9分。评分为1分优先推荐华法林；≥2分推荐华法林或新型抗凝药进行抗凝。

70. CHADS₂ 和 CHA₂DS₂-VASc 评分是怎样的？

表 2-1　CHADS₂ 与 CHA₂DS₂-VASc 评分

危险因素	CHADS₂ 评分	CHA₂DS₂-VASc 评分
充血性心力衰竭或左心室功能障碍（C）	1	1
高血压（H）	1	1
年龄≥75 岁（A）	1	2
糖尿病（D）	1	1
卒中/TIA/血栓栓塞病史（S）	2	2
血管疾病（V）	—	1
年龄 65～74 岁（A）	—	1
性别（女性）（Sc）	—	1
最高积分	6	9

71. 如何开始华法林治疗及治疗目标，剂量如何调整？

华法林的有效性和安全性同其抗凝效应密切相关，而剂量-效应关系在不同个体有很大差异，因此必须密切监测用药剂量防止过量或剂量不足。随华法林剂量不同大约口服后 2～7 天出现抗凝作用。美国心脏病学会/美国心脏协会（ACC/AHA）指南中建议华法林初始剂量为 5～

10mg，但是与西方人比较，亚洲人华法林肝代谢酶存在较大差异，因此剂量低于西方人。中国人房颤的抗栓研究中华法林的维持剂量大约在 3mg。通常不主张给负荷剂量，建议平均初始剂量为 3mg，5～7 天后 INR 可达到 2.0。曾有报道较高负荷剂量华法林能安全且迅速达到目标 INR，但并没有被广泛接受，近期文献提示初始负荷剂量过大会增加出血危险。如果需要快速抗凝，则需要肝素和华法林联合应用 4 天以上，当 INR 达到目标范围持续 2 天以上时，停用肝素。抗凝不紧急时可以门诊用药，由于院外监测不方便，为保证安全性，初始剂量应该适当降低，通常在 1～2 周达到目标范围。对华法林敏感者，如老年和高出血危险的患者，初始剂量低于 3 mg。

住院患者有条件可每天或隔日监测 INR 直至稳定，以后每周监测 1～2 次，根据情况可延长，出院后每 4 周监测 1 次。为了增加用药的依从性，门诊患者可以数天或 1 周监测一次，某些长期华法林抗凝的患者可因饮食、合并用药、饮酒、依从性差等因素造成 INR 的波动。长期治疗中如果调整剂量则应增加监测频率。

治疗过程中剂量调整应谨慎，频繁调整剂量会使 INR 波动。如果 INR 连续测得结果位于目标范围之外再开始调整剂量，一次升高或降低可以不急于改变剂量而寻找原因。例如以目标为 2.0～3.0 为例，连续三次 INR 测定结果为 2.0、1.8、1.8 时，可以考虑适当加大华法林剂量；而当连续测定结果趋势不一致时，如 2.0、2.9、1.8，暂时维持原剂量，继续监测。由于国产华法林的剂量一般在 2.5～5 mg 之间，没有较低剂型，而华法林半衰期较长，华法林剂量调整幅度较小时，可以采用计算每周剂量，比调整每日的剂量更为精确。INR 如超过目标范围，可升高或降低原剂量的 5%～20%，调整剂量后注意加强监测。

72. 房颤抗凝治疗可否用阿司匹林替代华法林?

华法林和阿司匹林的作用机制不同。华法林为抗凝药，阿司匹林为抗血小板药，作用于机体不同的血液凝集系统。有些疾病的血栓是由于血流速度减慢而形成的，这种凝血异常造成的血栓多见于静脉系统和心房，最典型的就是房颤和静脉血栓，这时候需要使用华法林。而有些疾病的血栓是以血小板聚集为主，多发生于动脉系统，典型的就是冠心病，这时候就需要使用阿司匹林来抑制血小板的聚集。因此，不能擅自用阿司匹林替代华法林。

2010 年欧洲心脏病学会（ESC）房颤指南提出对卒中危险分层采用 CHA_2DS_2-VASc 评分方案，即充血性心力衰竭或左心室功能障碍（C）、高血压（H）、糖尿病（D）、血管疾病（V）、年龄 65～74 岁（A）、性别（女性）每项积 1 分，年龄≥75 岁（A）、卒中/TIA/血栓栓塞史（S）每项积 2 分，最高积 9 分。评分为 0 分优先推荐不治疗，或者口服阿司匹林；积分 1 分优先推荐华法林；积分≥2 分推荐华法林或新型抗凝药，使用华法林抗凝治疗时应将 INR 控制在 2.0～3.0 之间才安全有效。无论接受华法林还是阿司匹林治疗的患者，均要进行出血风险评估系统，即 HAS-BLED 评分，积分≥3 提示有高出血风险，需给予密切关注。

73. 冠心病及支架置入术后房颤患者如何抗凝？

对于抗凝治疗的药物选择和程度、单联或双联抗血小板药物、与新型口服抗凝药（NOAC）联合以及持续时间等，建议依据动脉粥样硬化的风险、心源性栓塞风险以及出血的风险，采取高度个体化治疗。强烈推荐使用适用的工具进行严格风险评价，如 GRACE、CHA_2DS_2-VASc 和 HAS-BLED 评分。

（1）稳定性冠心病：房颤合并稳定性冠心病〔即过去 1 年内无急性缺血事件或经皮冠状动脉介入术（PCI）／支架置入〕，应该单用维生素 A 拮抗药（VKA），而不联合阿司匹林，对冠心病二级预防 VKA 至少与阿司匹林效果相同。

（2）急性冠状动脉综合征（ACS）和（或）经皮冠状动脉介入治疗：指南建议 ACS 合并房颤患者，尽量避免使用药物支架，以及短期（4 周）使用三联抗栓治疗（VKA、阿司匹林和氯吡格雷），随后较长时期 VKA 加一种抗血小板药物（氯吡格雷和阿司匹林）（表 2-2）。

（3）择期冠状动脉介入治疗：房颤行择期 PCI 的患者，药物支架应只限于特殊的临床情况和（或）冠状动脉病变，如长病变、小血管病变、糖尿病等，并且三联抗栓治疗（VKA、阿司匹林和氯吡格雷）应该使用 4 周的较短期。裸支架置入后，稳定性冠心病合并房颤患者，依据个体患者出血和血栓的风险，应该接受 12 个月的口服抗凝药加氯吡格雷 75 mg/d，或阿司匹林 75～100 mg/d，以及质子泵抑制剂（PPIs）、H_2 受体抑制剂、抗酸剂以保护胃黏膜。三联抗栓治疗在裸支架置入后应至少使用 1 个月；但药物支架置入后需进行更长时间的治疗，莫司类（西罗莫司、依维莫司、他克莫司）支架置入 $\geqslant 3$ 个月，紫杉醇类支架置入至少 6 个月，随后可能继续使用 VKA 加氯吡格雷 75 mg/d 或阿司匹林 75～100 mg/d，以及 PPIs、H_2 受体抑制剂、抗酸剂以保护胃黏膜。当房颤抗凝的患者，处于血栓栓塞的中、高风险状态，即使在有效抗凝治疗范围（INR 2～3），PCI 过程中可能最好不间断抗凝治疗，并首选经桡动脉途径。

表 2-2　房颤血栓栓塞高危（需要口服抗凝药物）患者冠状动脉支架置入术后的抗凝策略

出血风险级别	临床病情	置入支架种类	抗凝治疗策略
低到中等出血风险（如 HAS-BLED 积分 0～2 分）	择期	BMS	术后 4 周，三联治疗 VKA（INR 2.0～2.5）＋阿司匹林 $\leqslant 100$ mg/d＋氯吡格雷 75 mg/d 至 12 个月：VKA（INR 2.0～2.5）联合氯吡格雷 75 mg/d（或阿司匹林 100 mg/d） 终身：单用 VKA（INR 2.0～3.0）
	择期	DES	术后 3 个月（莫司类药物涂层）或 6 个月（紫杉醇涂层）：三联治疗 VKA（INR 2.0～2.5）＋阿司匹林 $\leqslant 100$ mg/d＋氯吡格雷 75 mg/d 至 12 个月：VKA（INR 2.0～2.5）联合氯吡格雷 75 mg/d（或阿司匹林 100 mg/d）

续表

出血风险 级别	临床 病情	置入支架 种类	抗凝治疗策略
			终身：单用 VKA（INR 2.0～3.0）
	ACS	BMS 或 DES	6 个月：三联治疗 VKA（INR 2.0～2.5）＋阿司匹林≤100 mg/d＋氯吡格雷 75 mg/d 至 12 个月：VKA（INR 2.0～2.5）联合氯吡格雷 75 mg/d（或阿司匹林 100 mg/d） 终身：单用 VKA（INR 2.0～3.0）
高出血风险（如 HAS-BLED 积分≥3分）	择期	BMS＊	术后 2～4 周：三联治疗 VKA（INR 2.0～2.5）＋阿司匹林≤100 mg/d＋氯吡格雷 75 mg/d 终身：单用 VKA（INR 2.0～3.0）
	ACS	BMS＊	术后 4 周：三联治疗 VKA（INR 2.0～2.5）＋阿司匹林≤100 mg/d＋氯吡格雷 75 mg/d 至 12 个月：VKA（INR 2.0～2.5）联合氯吡格雷 75 mg/d（或阿司匹林 100 mg/d） 终身：单用 VKA（INR 2.0～3.0）

BMS：裸金属支架；DES：药物洗脱支架

＊尽可能避免 DES，但如果置入 DES，必要时应考虑延长三联抗凝时间（3～6 个月）

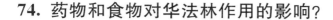

74. 药物和食物对华法林作用的影响？

近年来，随着人们对非瓣膜性房颤以及深静脉血栓危害性的认识不断深入，传统抗凝药物华法林的临床应用日渐增多。由于很多种药物以及食物可显著影响华法林的抗凝作用，因此接受华法林治疗的患者应尽量避免或减少合并用药。必须使用时，应加强凝血功能的监测。

增强华法林抗凝作用的药物

（1）西药

1）影响维生素 K 吸收：头孢类抗生素（头孢哌酮、头孢唑林、头孢噻吩等）、液状石蜡、考来烯胺等。

2）与血浆蛋白结合率高：水合氯醛、降脂药（辛伐他汀、非诺贝特、氯贝丁酯等）、磺胺类药物等。

3）抑制细胞色素氧化酶 P450（CYP）酶系活性：胺碘酮、别嘌醇、抗酸药（西咪替丁、雷尼替丁、奥美拉唑等）、大环内酯类抗生素（红霉素、罗红霉素、阿奇霉素、克拉霉素等）、单胺氧化酶抑制剂（如苯乙肼、苯丙胺等）、三环类抗抑郁药（如丙咪嗪、氯丙咪嗪、多塞平）等。

4）增加华法林与受体亲和力：奎尼丁、同化激素、苯乙双胍等。

5）干扰血小板功能：大剂量的阿司匹林、氯丙嗪、苯海拉明、前列腺素合成酶抑制剂（如布洛芬、吲哚美辛）等。

6）其他药物：丙硫氧嘧啶、口服降糖药（格列本脲、格列齐特、苯乙双胍等）、5-羟色胺再摄取抑制剂（SSRI）

等可增强华法林抗凝作用，但作用机制不明。此外，华法林与链激酶、尿激酶合用也易导致危重出血事件。

（2）中药

1）丹参：可通过抑制血小板聚集，增加凝血酶因子Ⅲ和纤维蛋白溶解的活性，并可降低华法林的清除，使华法林的抗凝作用增强。

2）当归：其中含有香豆素类衍生物，与华法林具有协同作用，能延长凝血酶原时间，增加抗凝作用。

3）银杏制剂：可抑制血小板激活因子，使血小板聚集减少，与华法林合用能增加出血的危险。

4）黄连、黄柏：含有小檗碱有效成分，体外能竞争结合血浆蛋白，增加游离华法林浓度，增强抗凝作用。

5）大蒜、番木瓜蛋白酶：可增强华法林的抗凝作用。

（3）食物

1）葡萄柚：含有抑制肝细胞色素氧化酶 P450（CYP酶）3A4 活性的成分，可减少华法林的代谢，使抗凝作用增强。

2）鱼油：通过抑制血小板聚集，降低血栓素 A2 和维生素 K 依赖性凝血因子Ⅶ的水平，增强华法林的抗凝作用。

3）芒果：与华法林合用也可增强其抗凝作用，但作用机制未明。

减弱华法林抗凝作用的药物

（1）西药

1）CYP 酶系诱导剂可使华法林的代谢增加，如苯巴比妥、格鲁米特、卡马西平、利福平、灰黄霉素等。

2）维生素 K、口服避孕药和雌激素等能竞争有关酶蛋白，促进凝血因子Ⅱ、Ⅶ、Ⅸ、Ⅹ的生成，拮抗华法林的作用，使抗凝作用减弱。

（2）中药

1）人参和西洋参的主要活性成分都是多种人参皂苷，可以诱导 CYP 酶系，使华法林代谢增加，并使其血浓度和 INR 显著下降，合用时应加大华法林剂量。

2）圣约翰草（St. John wort）用于缓解轻中度抑郁，其主要有效成分是金丝桃素和贯叶金丝桃素，可增加 CYP3A4 或 CYP2C9 的活性，使华法林的代谢清除增加。

（3）食物

1）富含维生素 K 的食物，如许多绿叶蔬菜、蛋黄、猪肝、绿茶等，可使华法林抗凝作用减弱。

2）鳄梨（avocado）、豆奶、黄豆、黄豆油、橄榄油、油菜籽油、海藻可通过改变华法林的代谢或影响其吸收，减弱华法林的抗凝作用。

3）绿叶蔬菜：椰菜、芽菜、包心菜、合掌瓜、黄瓜皮（脱皮黄瓜不是）、芥蓝叶、奇异果、莴苣叶、薄荷叶、绿芥菜、荷兰芹、豆、开心果、紫熏衣草、菠菜叶、洋葱、茶叶、绿芜菁或水芹。

75. 怎样处理华法林抗凝治疗过度？

华法林过量的症状是各种各样的出血表现。有出血的症状，如伤口出血不止、吐血、柏油便、肌肉血肿、皮肤下青紫、偏瘫或昏迷等。华法林使用过程中，如 INR 升高超过范围，根据升高程度及患者出血危险采取不同的方法。INR<5.0 时，临床上无明显出血，不需要快速逆转INR，可将华法林减量或停服一次，并从小剂量开始应

用，直至 INR 达到目标范围。INR 升高明显（5.0～9.0）时，患者无出血及高危出血倾向，可停用华法林数次，INR 降到目标范围后可从小剂量开始使用并密切监测。如果患者有高危出血倾向或者发生出血，则需要采取更积极的措施迅速降低 INR，包括应用维生素 K1、输注新鲜冰冻血浆、凝血酶原浓缩物或重组凝血因子Ⅶa。应用维生素 K1，避免剂量过高，应使其能迅速降低 INR 到安全范围而不应低于治疗水平，既不会使重新应用华法林时产生抵抗，也不会导致患者发生过敏反应。维生素 K 可以静脉、皮下或口服应用，静脉内注射维生素 K1 可能会发生过敏反应，而口服维生素 K1 的有效性可以预测，安全，但起效较慢。当 INR 范围在 5.0～9.0 时，维生素 K1 剂量 1.0～2.5 mg 有效，当 INR 在 9.0 以上时，则需用更大剂量的维生素 K1（5mg）。当迫切需要逆转抗凝作用时，也可以静脉内缓慢注射维生素 K1。当大剂量应用维生素 K1 后继续进行华法林治疗时，可以给予肝素直到维生素 K1 的作用被逆转，使患者恢复对华法林治疗的反应。

76. 新型口服抗凝药物有哪些？有何优势？

新型口服抗凝药（NOACs）包括Ⅱa因子抑制剂（达比加群酯）和Ⅹa因子抑制剂（利伐沙班、阿哌沙班、依度沙班）。

（1）达比加群（Dabigatran）：前体药物（达比加群酯）在体内转化为具有直接抗凝血活性的达比加群。生物利用率为 6.5%，半衰期为 12～17 h，经肾排泄率为 80%。临床应用中不需要严密监控剂量。虽然活化部分凝血酶原时间（APTT）不宜用于精确量化达比加群的血浆浓度，但在紧急状况可用于判断是否抗凝过度。达比加群150mg 对预防卒中更有效，而达比加群 110mg 有更好的安全性，临床上对不同特点的患者可做出不同的治疗选择。

（2）利伐沙班（Rivaroxaban）：第一个口服直接 Ⅹa 因子抑制剂。特异性、竞争性直接抑制 Ⅹa 因子，从而抑制凝血酶生成和血栓形成，对血小板聚集无直接作用，不会影响止血过程。生物利用度为 80％，2/3 经肝代谢，1/3 经肾代谢。利伐沙班耐受性好，一日一次，治疗期间疗效更好，且出血情况有所改善。

（3）阿哌沙班（Apixaban）：也是口服 Ⅹa 因子拮抗剂。对游离的和与凝血酶原结合的 Ⅹa 因子均有抑制作用。多数（约 70％）通过粪便残渣排泄，因此有望用于有肾功能不全的患者。与华法林相比，预防卒中或血栓栓塞的效果更好，出血并发症发生率更低，死亡率更低。

新型口服抗凝药的优势

NOAC 对房颤卒中及栓塞的预防疗效不劣于或优于华法林，出血的风险与华法林相当或进一步减小，并且出血性卒中的风险均较华法林减小。与华法林相比，具有起效快、清除半衰期短、作用消失快、肝肾双通道排泄、不与食物及药物发生相互作用、不需要抗凝检测和频繁调整剂量的特点。上述特点方便患者长期服用，增加患者对治疗的依从性。接受抗凝治疗的患者最严重的并发症是出血性脑卒中，且和患者预后相关，而 NOAC 可明显减少出血性脑卒中的发生率，并且阿哌沙班首次证实了抗凝治疗最终降低了总死亡率。

新型口服抗凝药存在的问题

NOAC 尚存在以下问题需要进一步评价：① 对于肾

功能不全及高龄患者应用 NOAC 时应注意药物排泄的问题，尤其是达比加群酯 80% 从肾排泄，对于肾功能不全患者使用时注意剂量调整及安全性评估。② 对于药物疗效判断的实验室检测手段也有待于进一步完善。不需常规实验室检测、方便患者应用是其优势，但临床医生仍然需要有客观检测指标用于不同患者服用 NOAC 的抗凝评价。③ NOAC 的拮抗剂研发需要完善，以备紧急情况下逆转抗凝效应。④ 在一些其他病理情况下的治疗尚缺乏评价，如人工瓣膜置换和瓣膜修补术后患者的应用情况。⑤ 治疗成本：NOAC 的价格也将影响患者的应用。过高的价格会限制部分患者的应用。当然 NOAC 通过减少卒中、降低出血将会带来巨大经济效益（减少心血管事件的治疗费用）和社会效益（减少残障者给家庭和社会带来的负担）。

77. 房颤消融围术期抗凝药物如何调整？术后还要服用多久抗凝药物？

（1）术前抗凝：经 CHA_2DS_2-VASc 评分≥1 分，持续时间不详或≥48h 的阵发性房颤和所有的持续性房颤患者，均需口服华法林（维持 INR 2.0~3.0）至少 3 周或行经食管超声排除心房内血栓，术前停用华法林 3 天，静脉注射普通肝素或皮下注射低分子肝素替代，但也有研究证实术前不停用华法林并不增加出血并发症风险。窦性心律或房颤持续时间<48h，可以考虑行经食管超声排除心房内血栓。CHA_2DS_2-VASc 评分 0 分的阵发性房颤患者，可采用上述抗凝策略或阿司匹林 75~325 mg/d 口服，最好消融前应用低分子肝素皮下注射。

（2）术中抗凝：房间隔穿刺前或穿刺后即刻给予普通肝素，术中调整普通肝素并维持活化凝血时间（ACT）在 $300\sim400$ s。

（3）术后抗凝：因术后早期是血栓形成的高危期，应在术后当天或第 2 天继续应用华法林治疗，在 INR 达到 2.0 之前，应用低分子肝素或普通肝素过渡。直接凝血酶抑制剂或 X a 因子抑制剂抗凝治疗至少两个月；两个月之后是否继续抗凝由患者是否存在卒中危险因素决定，而与房颤类型无关；不建议 $CHADS_2$ 或 $CHA_2DS_2\text{-}VASc$ 积分 2 分或 2 分以上者术后停止抗凝；停止抗凝前需行持续心电图监测观察有无无症状性房颤、房扑或房速。

78. 房颤消融术后是否还需要应用抗心律失常药物？如何应用？

对于阵发性房颤患者术后可使用或不再使用抗心律失常药物；对于持续性房颤患者建议术后常规应用抗心律失常药物（胺碘酮或普罗帕酮）3 个月，有利于逆转心房重构和窦性心律的维持。房颤复发后不能或不愿意再次消融者，是否停用抗心律失常药物尚无研究依据，可根据临床情况决定。

79. 房颤消融常见的并发症有哪些？

（1）心脏穿孔/心脏压塞

心脏压塞是房颤消融较严重的并发症，常见原因有：

① 房间隔穿刺导致右心房、冠状静脉窦、主动脉根部和左心房等部位穿孔；② 在左心房，特别是左心房顶部、上肺静脉处标测、消融或推送导致穿孔；③ 使用冷盐水灌注消融导管进行二尖瓣环峡部消融和在冠状静脉窦内放电过程中可能发生爆裂伤致心脏穿孔。

处理措施：立即行心包穿刺引流减压，一般经心包引流，输注血浆，出血或渗血会自然终止，若破裂口较大，仍然出血不能终止者，需立即进行外科手术处理。

（2）肺静脉狭窄

系肺静脉肌肉组织的热损伤所致，多于术后 2～3 个月，甚至半年出现。临床表现为胸痛、呼吸困难、咳嗽、咯血、继发感染等。由于同侧肺静脉代偿性扩张作用，有时肺静脉极重度狭窄甚至完全闭塞，患者也可无症状。临床上无症状性肺静脉狭窄者可占 40%～50%。CT 是鉴别狭窄部位和程度的最有效的检查。肺静脉内局灶消融及肺静脉节段性消融的肺静脉狭窄发生率较高，由于环肺静脉线性消融或电隔离术的消融线路偏向肺静脉前庭，相对远离肺静脉开口，故肺静脉狭窄发生率相对较低。

（3）血栓栓塞

尽管房颤消融围术期应用大量抗凝药物，但由于消融术中鞘管内血栓、消融导管附着血栓、消融所致焦痂、原心房附壁血栓等，依然存在血栓栓塞发生风险，常发生于术后 24 h。症状性卒中和短暂性脑缺血发作发生率为 0.94%。近年通过磁共振成像检查发现无症状性卒中发生率更高，达 10%～14%，被临床严重低估，后者可能损伤大脑神经和引发老年痴呆发生。

（4）迷走神经反射

肺静脉或心房碎裂电位消融过程中可出现严重迷走神

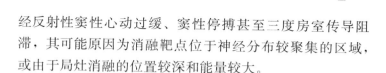

经反射性窦性心动过缓、窦性停搏甚至三度房室传导阻滞，其可能原因为消融靶点位于神经分布较聚集的区域，或由于局灶消融的位置较深和能量较大。

处理措施：阿托品 1 mg 静脉注射，一般能立即缓解症状。

（5）心房-食管瘘

系房颤消融严重并发症。多于房颤消融术后 2～4 周出现，通常表现为高热、胸痛、呕血、多发血管栓塞，死亡率极高，发生于左心房后壁消融过程中。原因为食管和左房后壁靠近，常与消融部位相重合，且二者相对位置关系变化很大，很难设计出避开食管的有效消融径线，并可能由此造成消融成功率下降。一旦确诊心房-食管瘘，应立即进行外科手术干预。

（6）消融术后房性心动过速

房颤消融术后房性心动过速（房速）发生率为 3.9%～10.0%，82% 的房速发生与消融线上的"裂隙（Gap）"有关，其分布又以右肺静脉间隔部及左上肺静脉、左心耳之间最多见，其中部分房速会在术后 3～6 个月自行恢复，部分患者需要二次消融。因此，强调线性消融应实现完全阻滞。

（7）膈神经麻痹

膈神经损伤是消融房颤的可逆性并发症，发生率为 0%～0.48%，一般情况下，膈神经功能在 1 天至 1 年内恢复，少数患者留下永久性膈神经损伤，导致患者持续性气短、咳嗽、呃逆、肺不张、胸腔积液和胸痛。目前尚无有效治疗方法。

（8）血管并发症

包括下肢假性动脉瘤、动静脉瘘等，是否会发生血管并发症取决于对局部血管解剖熟悉与否，以及穿刺者的技术。

（9）血气胸

胸腔积血则是来势凶险的并发症，胸腔容积大、压迫症状不明显、临床表现和放射影像学也不典型，在临床上容易漏诊，应引起我们的重视。

（10）其他

还有少见的并发症如心房-气管瘘，熟悉四根肺静脉与左右支气管的解剖关系，消融时能量不宜过高，每个靶点放电时间不宜过长都是避免发生心房-气管瘘的重要措施，一旦确诊心房-气管瘘，死亡发生率极高。心房壁血肿，到目前为止，全世界只报道3例，患者无特异的临床表现，主要表现为疲乏、昏睡、虚弱，甚至头疼，实时经食管超声检查可以尽早发现这种致命的并发症，外科手术是唯一的措施。肺水肿一般发生在大面积消融术后18～48 h，其机制还不甚清楚，表现为呼吸困难，白细胞计数与C反应蛋白浓度增加等系统炎性反应综合征等，大多数患者经对症与支持治疗3～4天即可好转。

80. 如何判断房颤消融术的成功与否？

目前国内外各电生理中心判定经导管消融治疗房颤的成功及复发的标准各异。有的以消融术后不发生房颤为成功标准，有的以使用抗心律失常药物的情况下无房颤发作为成功标准，有的则以术前无效的抗心律失常药物于消融术后有效作为成功标准，这给统计经导管消融治疗房颤的总体成功率和比较各式式的效果带来混乱。2012 年发表的房颤专家共识将成功及复发的标准界定如下。① 治疗成功：消融 3 个月后，不使用抗心律失常药物而无房颤、房扑、房速发作。如术后使用抗心律失常药物，判断时间应是停用抗心律失常药物 5 个半衰期以后或停用胺碘酮 3 个月后。② 治疗有效：术后使用术前无效的抗心律失常药物而无房颤、房扑或房速发作；或消融术后房颤发作负荷明显降低。

81. 房颤消融术后复发可否再次手术？其成功率如何？

① 术后早期复发：尽管房颤早期复发是房颤消融失败的独立危险因素，由于房颤复发和（或）房速的发生在消融术后 2～3 个月内常见，部分可自行消失，故再次消融应至少推迟到首次消融术 3 个月以后。② 术后晚期复发：多数研究表明，初次消融失败而接受再次消融的患者多表现为肺静脉传导的恢复。针对这部分患者，就有必要进行二次消融。一般经过一次导管消融术，即使有房颤复发，其发作的次数也会较前减少，症状会明显减轻。如果仍发作频繁、症状明显，可考虑再次行导管消融术，阵发性房颤二次导管消融术的成功率可达 90％，持续房颤二次消融的成功率也能达到 80％。

82. 什么是冷冻球囊消融术？

冷冻球囊消融治疗房颤是采用冷冻能量隔离肺静脉达

到治疗房颤的目的，使用的冷冻剂为 N_2O，目前使用的有 23 mm 和 28 mm 直径的两种球囊。冷冻球囊导管消融新技术的能源和传统射频相反，其原理是将装有液态制冷剂的球囊用导管引入目标消融部位，利用制冷剂降低病变部位温度，"冻死"其细胞组织；同时可减少心内膜表面的损伤和附壁血栓形成，降低术中和术后脑血栓的危险。冷冻球囊的设计可使病变组织的杀灭更均匀、更彻底，提高远期成功率，有助于减少复发。

国外大量临床数据显示，与传统射频热消融相比，冷冻消融更易于操作，不仅可缩短手术时间，且有效率高。冷冻损伤病理分期主要为三期：① 冷冻/复温期，在冷却阶段，由组织中冰晶使组织脱水发生坏死，冰晶产生的切应力也可直接破坏细胞结构，在复温阶段，冰晶融化导致的微循环障碍使组织产生不可逆损伤；② 出血和炎症期；③ 纤维组织形成期，主要发生于数周至数月后。

83. 房颤冷冻球囊消融术的优势有哪些？

房颤冷冻球囊消融术与传统射频消融相比，有其独特的优势：① 冷冻时球囊导管黏附于组织，导管稳定性更好；② 球囊消融产生的瘢痕边界连续均匀，不易致术后心律失常；③ 冷冻消融后的相邻组织完整性好，发生消融后心肌穿孔及食管损伤的危险较低，且瘢痕愈合时组织收缩很小，可能减少术后肺静脉狭窄的发生；④ 冷冻能量产生的瘢痕性心内膜表面损伤小，且激活血小板凝血通路的程度低于射频消融，因此不易形成血栓，血栓栓塞风险低；⑤ 冷冻消融时患者耐受度好，不适感少。

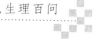

84. 房颤冷冻球囊消融术的常见并发症有哪些? 有何预防措施?

（1）膈神经麻痹

房颤冷冻球囊消融术（CBCA）主要并发症为膈神经麻痹（PNP）。由于 CBCA 损伤范围较大，在消融右侧肺静脉尤其是右上肺静脉（RSPV）时，既往报道其发生率高达 4.4%～19.5%，但绝大多数皆为可逆性病变，罕有永久性 PNP 的报道。

为避免冷冻右侧肺静脉时损伤膈神经，在右房-上腔静脉交界区持续高输出起搏膈神经观察右侧膈肌运动可以降低 PNP 的发生率。如果膈神经失夺获，立刻停止冷冻消融，防止膈肌麻痹。

（2）肺静脉狭窄

肺静脉狭窄的发生率存在争议。在 STOP-AF 研究之前，多个研究均未见发生肺静脉狭窄的报道。然而，Packer 等进行的 STOP-AF 研究中肺静脉狭窄的发生率却高达 3.07%。总体而言，因出现症状而需要干预的肺静脉狭窄发生率为 0.17%。

（3）食管损伤

Ahmed 等应用 23 mm 和 28 mm 两种球囊治疗 AF 的研究发现，CBCA 术后相关可逆性食管溃疡的发生率为 17%，无心房食管瘘的发生。但 Fürnkranz 等应用 28 mm 大球囊的研究中，术后 3 天±1 天内镜检查未发现食管冷冻损伤，125 天±78 天随访期内未发现心房食管瘘。

（4）血栓栓塞

血栓栓塞并发症包括围术期卒中、短暂性脑缺血发作（TIA）或心肌梗死，发生率为 0.57％。部分是因为手术所致气体栓塞，且短期内多能完全缓解、不留后遗症。

（5）心包积液和心脏压塞

心包积液及心脏压塞：发生于 1.46％的患者（其中心脏压塞发生率为 0.57％）。

85. 一代冷冻球囊和二代冷冻球囊有何不同？

第一代冷冻球囊 Arctic Front（Medtronic，Inc.）内有 4 个喷射头，其靠近球囊的近端，在球囊的赤道位形成环状的最大冷冻区域，远端冷冻效果较小。二代球囊 Arctic FrontAdvance（Medtronic，Inc.）外形与一代球囊相同，球囊的冷冻剂喷射头改进为 8 个，其分布到更远端的位置，使球囊的远端甚至顶部都可达到有效均一的冷冻效果。研究提示，二代球囊比一代球囊隔离肺静脉即刻有效率更高，所需时间更短，但相应膈神经损伤及食管损伤的可能性也较大。

86. 什么是宽 QRS 波心动过速？

宽 QRS 波心动过速是指心率大于 100 次/分，QRS 波时限大于 120 ms 的节律。

87. 宽 QRS 波心动过速的常见病因是什么？

多数心律失常可表现为宽 QRS 波心动过速，最常见的是室性心动过速，占所有宽 QRS 波心动过速病例的 80％左右。室上性心动过速伴差异性传导占宽 QRS 波心动过速的 15％～20％。室上性心动过速伴旁观者预激以及逆向型房室折返性心动过速占宽 QRS 波心动过速的 1％～6％。此外抗心律失常药物、电解质异常及心室起搏也可导致宽 QRS 波心动过速。

88. 宽 QRS 波心动过速诊断室速的指标有哪些？

宽 QRS 波心动过速诊断室速的指标包括房室分离及心室融合波或心室夺获。

89. 什么是特发性室速？

发生在正常结构心脏，更恰当的提法是目前的诊断技术未能发现明确器质性心脏病临床证据，也排除了代谢或电解质异常以及长 QT 综合征引起的室性心动过速，临床统称为特发性室速。

90. 特发性室速的常见类型有哪些？

特发性室速的分类方法有多种，根据室速起源部位和 QRS 波形态通常分为左心室特发性室速和右心室特发性室速两种类型。也可根据室速对药物的反应而将室速分为维拉帕米敏感性室速或腺苷敏感性室速。亦可根据心律失常的持续时间将室速分为非持续性、持续性或反复发作性室速。

91. 特发性室速导管消融的适应证是什么？

明确适应证：有症状的持续性或非持续性单形性室速，药物治疗无效或不能耐受，或不愿意接受长期药物治疗的患者。

92. 右室流出道室速的体表心电图特征是什么以及如何定位？

右室流出道室速呈左束支传导阻滞形态，心前区导联 QRS 波移行不早于 V_3 导联，大多数出现在 V_4 导联。12 导联心电图有特征性表现，Ⅱ、Ⅲ、aVF 导联可见高大的正向 QRS 波，aVR、aVL 导联为大的负向 QRS 波，Ⅰ导联 QRS 波形态一般具有多相性，QRS 波的静向量为 0 或仅轻度正向。

93. 右室流出道室速的标测消融方法有哪些?

　　右室流出道室速的标测采用激动标测和起搏标测两种方法均可，通常多用起搏标测为主。对常规方法消融失败或非典型部位室速采用三维电解剖标测系统能明显提高消融成功率。一般诱发室速呈持续发作状态下放电消融，以评价放电疗效。无效（室速未停止）则停止放电，需要重新标测、核定靶点。有效则继续放电至 90～120 s。

94. 左室流出道室速的体表心电图特征及如何定位?

　　Ⅱ、Ⅲ、aVF 导联呈高幅 R 波形态，若符合以下四条之一，则可独立诊断左室流出道室速：① V_1 导联呈右束支传导阻滞形态；② V_1 导联主波向上或 r 波振幅较大；③ V_1 导联呈 rS 型，但是 V_1 导联 R 波振幅大于 V_2 导联；④ V_1 导联虽然呈左束支传导阻滞形态，但是 V_5、V_6 导联 QRS 波终末部有 s 波。

95. 左室流出道室速的标测消融方法有哪些?

　　标测采用激动标测和起搏标测两种方法均可，对常规方法消融失败或非典型部位室速采用三维电解剖标测系统能明显提高消融成功率。一般诱发室速呈持续发作状态下放电消融，以评价放电疗效。无效（室速未停止）则停止放电，需要重新标测、核定靶点。有效则继续放电至 90～120 s。

96. 器质性室速患者行射频消融术前应评估哪些情况？

术前需要对以下因素进行仔细评估，包括① 心功能；② 基础心脏病；③ 消融途径；④ 抗心律失常药物；⑤ 抗凝及左心室血栓的排除；⑥ 收集患者所有室速的 12 导联心电图（包括 ICD 电图）。

97. 影响器质性室速消融效果的因素有哪些？

即使患者自身的情况允许施行导管消融，术者也需要对成功的概率或把握性有清楚的认知。影响器质性室速消融成功率的因素主要有：① 标测技术；② 解剖因素；③ 病理因素；④ 血流动力学状况；⑤ 消融的能量；⑥ 术者的经验。

98. 心室颤动（室颤）的发生机制分为哪两个部分？

关于室颤的发生机制存在不同的假说，其中以 Moe 为代表的多重子波学说和以 Gray 和 Jalife 等为代表的局灶起源学说影响力最大。室颤的发生机制也分为触发机制和维持机制两个方面。

99. 室颤可否进行消融治疗？目前室颤的消融原理主要是什么？

由于室颤发生机制的复杂性和对血流动力学的严重影响，目前尚不能针对其机制或基质进行消融，也不能对室颤进行标测来确定有效的消融靶点。从室颤发生的触发机制和室颤诱发的表现形式看，推论消融诱发室颤的室性早搏可能限制或减少其发作，这些室性早搏可视为室颤的触发物。目前针对室颤的消融实质上是消除诱发室颤的室性早搏。

100. 心脏手术后发生房内折返性心动过速（IART）的原因有哪些？

① 多个手术切口造成的心房瘢痕、长距离缝合以及心包瘢痕；② 心房容积和压力增高导致的房壁肥厚和高张力，最终引起心房扩张和心房心肌病，有助于引发和维持房扑和其他房速；③ 先天性因素造成的心房结构异常；④ 房内折返性心动过速的发生与窦房结功能减退以及心动过缓相关的心房不应期改变有关。

101. 房内折返性心动过速发生的基质是什么?

目前大多数学者都认为,对于心房的外科干预越多,发生术后房内折返性心动过速的风险越高。心房内外科切口的数目和复杂程度、外科缝合对心房造成的缝线负担都会产生折返性心动过速所依赖的心房基质,从而增加心律失常的风险。

目前普遍认为,术后房内折返性心动过速是激动在心房内围绕着手术切口瘢痕和(或)其他的解剖传导屏障区形成的大折返,例如手术中各种插管造成的瘢痕、为了闭合缺损而使用的补片、大静脉的开口以及房室环,形成环路的缓慢传导区即峡部,这些解剖传导屏障保护折返激动在缓慢传导区内不受到其他部位激动的影响,从而使折返持续下去,形成了房内折返性心动过速发生的基质。